Verhandlungen der Berliner Ophthalmologischen Gesellschaft.
Viertes Heft.

Heft 1—3 enthalten den Bericht über die Verhandlungen in den Jahren 1893—1906.)

Druck von Metzger & Wittig in Leipzig.

Verzeichnis der Mitglieder

am 1. Januar 1908.

1. Dr. Abelsdorff, Privatdozent.
2. Dr. Adam.
3. Dr. Brandt.
4. Dr. Bruns.
5. Dr. Clausen.
6. Dr. Cohn, Emil.
7. Dr. Cohn, Paul.
8. Dr. Collin, Stabsarzt.
9. Dr. Crzellitzer.
10. Dr. Diehl.
11. Dr. Durst.
12. Dr. Ehrenfried.
13. Dr. Fehr.
14. Dr. Feilchenfeld, Hugo.
15. Dr. Feilchenfeld, Wilhelm.
16. Dr. Fritze, Sanitätsrat.
17. Dr. Ginsberg.
18. Dr. Greeff, Professor.
19. Dr. Grunow.
20. Dr. Gutmann, Adolf.
21. Dr. Gutmann, Gustav, Professor.
22. Dr. Hamburger.
23. Dr. v. Haselberg, Stabsarzt.
24. Dr. Helbron, Professor.
25. Dr. Herford, Stabsarzt.
26. Dr. Herzog, Privatdozent.
27. Dr. Hethey.
28. Dr. Heymann.
29. Dr. Hirsch.
30. Dr. Hirschberg, H.
31. Dr. Hirschberg, J., Geh. Med.-Rat, Professor.
32. Dr. Hoffmann.
33. Dr. Horstmann, Professor.
34. Dr. Jacobsohn, Ernst.
35. Dr. Jacobsohn, L.
36. Dr. Kann.
37. Dr. Koch.
38. Dr. Köllner.
39. Dr. Körber.
40. Dr. Koppen.
41. Dr. Kosterlitz.
42. Dr. Kowalewsky.
43. Dr. Kuthe.
44. Dr. Laas.
45. Dr. Lasker.
46. Dr. Leber.
47. Dr. Lehmann, Hugo.
48. Dr. Levin
49. Dr. Levinsohn, Privatdozent.
50. Dr. Licht.
51. Dr. Lichtenstein.
52. Dr. Loeser.
53. Dr. Maschke, Erich.
54. Dr. May.
55. Dr. Mendel, F.
56. Dr. Meyer.
57. Dr. v. Michel, Geh. Med.-Rat, Professor.
58. Dr. Moll, Alfred.
59. Dr. Mühsam, W.
60. Dr. Nagel, W., Professor.
61. Dr. Napp, Oberarzt.
62. Dr. Neumann.
63. Dr. Nicolai, Stabsarzt.
64. Dr. Oppenheimer.
65. Dr. Paderstein.
66. Dr. Paradies.
67. Dr. Podesta, Stabsarzt.
68. Dr. Pollack.
69. Dr. Radziejewsky.
70. Dr. Reichenheim.
71. Dr. Roth, Oberstabsarzt.
72. Dr. Salomon.
73. Dr. Salomonsohn.
74. Dr. Schoeler, Fritz.
75. Dr. Schultz, Heinrich.
76. Dr. Schultz-Zehden, Paul.
77. Dr. Schulze, Walter.
78. Dr. Schuster.
79. Dr. Schweigger.
80. Dr. Seligsohn.
81. Dr. Settegast, Friedrich, Sanitätsrat.
82. Dr. Simon, R.
83. Dr. Skladny, Stabsarzt.
84. Dr. Spiro.
85. Dr. Steindorff.
86. Dr. Thorner.
87. Dr. Türk.
88. Dr. Weinbaum.
89. Dr. Wertheim.
90. Dr. Wüstefeld.

Sitzung vom 17. Januar 1907.

1) Herr **Wessely**: Demonstration eines Apparates zur graphischen Registrierung des Augendrucks sowie Demonstration von Augendruckkurven.

Mittels des schon auf dem Heidelberger Ophthalmologenkongreß mitgeteilten registrierenden Manometers wird die Aufzeichnung der normalen Puls- und Atemschwankungen des Augendrucks eines Kaninchens am Kymographion gezeigt, während gleichzeitig ein Blutdruckschreiber den Blutdruck in der anderseitigen Karotis aufschreibt. Es ist dabei der vollständige Parallelismus zwischen Blut- und Augendruck zu erkennen. Darauf werden mittels des Projektionsapparates Kurven demonstriert, die das Verhalten des Augendrucks bei Sympathicus- und Vagus-Reizung an Kaninchen und Katzen, die wechselnde Wirkung intravenöser Adrenalin-Injektionen und endlich die starke, aber bald absinkende Augendrucksteigerung nach subkonjunktivalen Kochsalz-Injektionen erkennen lassen.

2) Herr I. **Ginzburg** in Rußland, a. G.: Zur Pathogenese des Kryptophthalmus congenitus.

Meine Herren! Der Kryptophthalmus congenitus gehört zu den sehr seltenen Krankheiten. Seitdem Zehender im Jahre 1872 den ersten Fall beschrieben und das Krankheitsbild festgestellt hat, sind bis heute in der Literatur im ganzen 14 Fälle veröffentlicht, unter denen sich 3 Fälle von Tier-Augen befinden: ein Fall beim Kaninchen, einer bei einer Taube und einer bei einem Fasanen. Der vorliegende Fall würde also als der 12. Fall von Kryptophthalmus beim Menschen zu rechnen sein. Zur anatomischen Untersuchung sind bis jetzt vom menschlichen Kryptophthalmus nur 5 Fälle gekommen, denen sich der vorliegende als sechster anreihen würde. Unter diesen Umständen ist es verständlich, meine Herrn, daß wir bis jetzt noch keine ausreichende Theorie der Pathogenese des Kryptophthalmus haben und daß die Ansichten der Autoren über diesen Gegenstand ziemlich weit auseinander gehen. Sie wissen wohl, daß Manz, der Zehender's Fall anatomisch untersuchte, zuerst die Ansicht ausgesprochen hat, daß diese Krankheit eine Mißbildung sei und diese Meinung hat auch später Kundrat verteidigt.

Aber auf Grund der Untersuchungen der späteren Autoren ist diese Ansicht verlassen und durch die Entzündungstheorie ersetzt. Es heißt, der Kryptophthalmus soll infolge einer fötalen Entzündung entstehen, die durch Ulzeration der Hornhaut den vorderen Bulbusabschnitt zur Zerstörung führt und dadurch die Verwachsung der ulzerierten Cornea mit den Lidern herbeiführt in der Zeit des fötalen Lebens, wo die Lidränder noch verklebt miteinander sind und die spezifischen Bestandteile der Lider sich noch nicht ausgebildet haben. Diese Theorie der Pathogenese des Kryptophthalmus ist jetzt allgemein anerkannt und von allen Autoren, die in der letzten Zeit in diesem Gebiet gearbeitet haben, vertreten. So steht es auch in der letzten

Ausgabe von Graefe-Saemisch's Handbuch, wo das Kapitel der Mißbildungen des Auges von Prof. v. Hippel bearbeitet ist. Aber in der letzten Zeit hat v. Hippel seine Anschauungen geändert. In einer Arbeit, die in diesem Jahre erschien, spricht er auf Grund eines eigenen Falles, den er klinisch zu untersuchen Gelegenheit hatte und auf Grund der Analyse der Untersuchungen der früheren Autoren die Meinung aus, daß der Kryptophthalmus eine Mißbildung sein muß.

Diese Ansicht aber hat er nur vermutungsweise ausgesprochen und konnte sie nicht beweisen, weil sein Fall zur anatomischen Untersuchung nicht gekommen ist.

Das Haupt-Interesse unseres Falles besteht darin, daß wir Gelegenheit hatten, durch anatomische Untersuchung die Frage ob der Kryptophthalmus entzündlichen Ursprungs sei oder nicht zweifellos zu entscheiden in dem Sinne, daß diese Krankheit eine schwere Mißbildung ist, die in ein sehr frühes Stadium des fötalen Lebens zurückzuführen ist.

Die Untersuchung hat uns auch einen Leitfaden zur Erklärung der Art der Entstehung dieser Mißbildung gegeben.

Mein Patient ist ein russischer Bauernknabe, 3 Monate alt, welcher zu mir gebracht war, mit der Angabe, daß er seit der Geburt mit dem rechten Auge nicht sieht und dasselbe nicht öffnen kann. Was die Anamnese anlangt, so konnte ich nichts besonderes feststellen. Der Patient ist das dritte Kind des Ehepaares, die Eltern sind gesund, miteinander nicht verwandt; in der Familie gibt es keine Mißbildungen und auch keine Lues. Die Schwangerschaft verlief normal, das Kind ist auch zur Zeit geboren und von der Mutter ernährt worden.

Der Patient ist für sein Alter gut entwickelt und zeigt, abgesehen vom rechten Auge, keine Mißbildungen.

Der Nasenrücken ist etwas breit und das Kopfhaar auf der rechten Schläfe reicht fast bis zur Augenbraue.

Das linke Auge ist vollständig normal. In der Gegend des rechten Auges ist die Augenbraue ziemlich gut ausgebildet aber die Haut geht von der Stirn auf die Wange kontinuierlich über. Keine Spur von einer Lidspalte ist wahrzunehmen, dieselbe ist nur durch einen etwas dunkleren pigmentierten Streifen angedeutet, der quer durch die ganze Augengegend läuft. Die Gegend des Auges ist bedeutend hervorgewölbt, und man fühlt unter der Haut eine pralle, elastische Geschwulst. Bei dem Schreien werden die Lider des linken Auges tüchtig zusammengepreßt, wobei die Haut des rechten Auges sich in Falten runzelt. Auf dem rechten Auge konnte ich keine Lichtempfindung feststellen.

Die Mutter verlangte, es solle nachgesehen werden, ob ein sehtüchtiges Auge vorhanden ist; und wenn es nicht der Fall ist, soll die Geschwulst aus kosmetischen Gründen entfernt werden.

Die Operation ist von mir am 11. September 1904 ausgeführt, in der Weise, daß der Schnitt durch die Haut entlang des pigmentierten Streifens angelegt wurde. Nach Durchtrennung der Haut und spärlichen Fettgewebes, kam ich auf den vorderen Abschnitt des Bulbus, welcher aus Bindegewebe bestand und mit der äußeren Haut kontinuierlich verwachsen war. Keine Spur von einen Konjunktivalsack war zu sehen. Da ein sehtüchtiges Auge bei diesem Befund ganz ausgeschlossen war, wurde das Auge enukleïert und ein Streifen der äußeren Haut mitgenommen.

Die Heilung erfolgt ohne Komplikationen.

Das Auge ist in frontaler Richtung halbiert, in Müller'scher Flüssigkeit und Alkohol gehärtet und in Celloidin eingebettet. Der Sehnerv ist knapp am Bulbus abgetrennt, in Paraffin eingebettet und in Querschnitte zerlegt, ebenso der Hautstreifen.

Bei der anatomischen Untersuchung ergab sich folgendes:

Die äußere Haut zeigt keine besondere Veränderungen. Sie ist dünn, mit schwach entwickelten Papillen des Corium, enthält Haarbälge, Talgdrüsen und spärliche Schweißdrüsen. Dann kommt eine Schicht von quergestreifter Muskulatur und darunter spärliches Fettgewebe. Dann kommt eine Schicht von lockerem und darunter von derbem Bindegewebe, dessen Fasern mehr konzentrisch eingeordnet sind und meist in zwei Schichten geteilt: eine äußere mehr lockere und eine innere mehr derbere Schicht. Mit der Weigert'schen Färbung kann man sich überzeugen, daß beide Schichten sehr reich an elastischen Fasern sind, die innere aber reicher als die äußere.

In diesem Bindegewebe liegt ein Hohlraum von ovaler Form, in den das Bindegewebe zackenartig hineinwächst. Dieser Hohlraum enthält die ziemlich gut entwickelte, aber meistens zerfallene und kataraktös veränderte Linse. Sie ist von der Kapsel umgeben, die man deutlich als eine strukturlose, nach Gieson rot gefärbte Membran erkennt, die direkt an das Bindegewebe grenzt. Ihre Innenfläche ist mit hohen Cylinderzellen ausgekleidet, und man sieht dieselben zu langen, kernenthaltenden Linsenfasern ausgewachsen, die teilweise erhalten, oder vielfach kataraktös zerfallen und in homogene Kugeln umgewandelt sind. Die Linsenkapsel liegt teilweise dem Bindegewebe dicht an, in anderen Stellen ist sie abgehoben und gefaltet.

In den meisten Schnitten ist die Linse vom Bindegewebe ganz umgeben, in denjenigen aber, die die Mitte des Präparates treffen, bildet das die Linse umgebende Bindegewebe eine Öffnung, welche in das Bulbus-Innere hineinführt und in welche die gefaltete Linsenkapsel hineinragt.

An dieser Stelle nimmt das Bindegewebe deutlich die Struktur der Sklera an, welche ziemlich breit und mit elastischen Fasern versehen ist. Auf der inneren Seite liegt ihr eine dicke Schicht von kernreichem Gewebe, welches sich nach Gieson gelb färbt, dicht an. Die Kerne sind schmal, stäbchenförmig und liegen ziemlich parallel. Dieses Gewebe ist als glatte Muskulatur des mangelhaft entwickelten Ciliarkörpers anzusehen, auf dem eine Zahl von ebenso mangelhaft entwickelten Ciliarfortsätzen sitzen. Dieselben sind von zweischichtigen Epithel überzogen und zwar in der Weise, daß unten das kubische Pigmentepithel und darüber das unpigmentierte, hohe Cylinderepithel zum Vorschein kommt. Dicht am Rande der erwähnten Öffnung zeigt aber das pigmentierte sowie das unpigmentierte Epithel ganz unregelmäßige Wucherung und wir sehen die Epithel-Zapfen oder Falten ganz frei, ohne Bindegewebsunterlage in verschiedenen Teilen dieses Gebietes liegen und meistens an die Linsenkapsel anstoßen.

Die Iris ist, sowie die Cornea, nicht zur Entwickelung gekommen; aber vor den Ciliarfortsätzen im Gebiete der erwähnten Öffnung sieht man das das Bindegewebe auskleidende Epithel sich umklappen und eine Strecke zweischichtig und ungefaltet verlaufen. Diese zungenförmige in die Öffnung im Bindegewebe hineinragende zweischichtige Epithelschicht stellt die Iris im frühesten Entwickelungsstadium dar.

Wir sind also berechtigt die Stelle, an welcher die Linsenkapsel in das Bulbus-Innere etwas hineinragt und mit der Iris-Anlage zusammenstößt, als Pupillargebiet der sekundären Augenblase anzusehen.

Was den hinteren Bulbus-Abschnitt anlangt, so sind hier die Verhältnisse viel einfacher, als in den vorderen.

Die Augenhülle besteht hier aus einer stark entwickelten, bindegewebigen Sklera, die reichliche elastische Fasern enthält und fast zweimal so dick ist, wie eine Sklera eines ausgebildeten erwachsenen Auges. Ihr liegt eine Membran aus lockerem Bindegewebe an, welche schwach pigmentierte Pigmentzellen (Chromatophoren) enthält, massenhafte und breite Gefäße enthält und der Choroidea entspricht, aber die einzelnen Schichten der Choroidea nicht unterscheiden läßt. Diese Membran ist regelmäßig von einschichtigen kubischen Pigmentepithel überkleidet. Von der Retina und dem Glaskörper ist im Präparat nichts zu sehen, und es ist sehr wahrscheinlich, daß sie bei der Halbierung des Bulbus und nachfolgender Härtung verloren gegangen sind.

Der Optikus, sowie die Centralgefäße zeigen in den hinteren Abschnitt keine Veränderungen und auf Weigert'sche Färbung normalen Markgehalt; der vordere Teil aber, ungefähr 1 mm von der lamina cribrosa entfernt, nach Weigert gefärbt, ist fast marklos. Am Optikusende ist zwischen den Optikus und der Pialscheide das Pigmentepithel eingewuchert. An dieser Stelle besteht also jedenfalls ein Colobom im Bulbus.

Die Gefäße im Präparat zeigen keine entzündliche Veränderungen und im ganzen Präparat sind keine Spuren von einer Entzündung nachzuweisen.

Auf Grund dieses anatomischen Befundes sind wir imstande, einen ganz bestimmten Schluß auf die Pathogenese des Kryptophthalmus zu ziehen, und zwar in der Weise, daß die Krankheit keine embryonale Entzündung, sondern eine schwere Mißbildung ist. Wir können also in dieser Hinsicht die letzten Anschauungen von Hippel anatomisch bestätigen. Der vordere Abschnitt des Auges ist nicht zur normalen Entwickelung gekommen und in unsrem Falle liegt auch die Ursache dieser mangelhaften Entwickelung klar auf der Hand.

Das ist die nicht eingestülpte Linse. Wenn die ectodermale Linse sich in die sekundäre Augenblase nicht einstülpt, sondern im Mesoderm, aus welchen sich die Cornea ausbilden soll, liegen bleibt, so ist es selbstverständlich, daß dasselbe sich weiter nicht richtig differenzieren kann. Unter diesen Umständen ist es wahrscheinlich daß die unteren Schichten des Mesoderms zum gewöhnlichem Bindegewebe werden und die vorderen Schichten mit dem Epithel, welches zum Cornealepithel werden soll, sich zur äußeren Haut entwickeln, die mit der übrigen Haut des Gesichtes in kontinuierlichen Zusammenhang steht. Die Lider sind nicht zur Entwickelung gekommen und unter solchen Umständen kann von einem Konjunktivalsack und einer späteren Verwachsung der Lider mit dem ulzerierten vorderen Bulbusabschnitt keine Rede sein. Wir sind im Gegenteil gezwungen die Entstehung dieser Mißbildung auf eine viel frühere Zeit des fötalen Lebens zurückzuführen, als es allgemein angenommen wird, und zwar spätestens auf die zweite Hälfte des zweiten Monats, weil nach Kölliker und Ammon die Lider zu Ende der 8. Woche des embryonalen Lebens fast ausgebildet sind. Vergleichen wir unsren Fall mit den anderen zur anatomischen Untersuchung gekommenen Fällen von menschlichen Kryptophthalmus, so sehen wir, daß ausgenommen den Fall von Hocquart, wo die Iris und Linse nicht nachgewiesen waren, die Linse in allen 4 Fällen nicht in ihrer richtigen Lage sich befindet.

In dem Fall von Manz lag die degenerierte Linse zwischen dem vorderen und dem hinteren Bulbusabschnitt, wobei die Iris nicht vorhanden war und die Hornhaut die Struktur einer Fascie oder ein Sehne hatte. In dem Fall von Chiari füllten die Linsenreste die vordere Abteilung des Bulbus aus. Im hinteren Abschnitte der Bulbushöhle ließen sich solche nicht nachweisen. Die Cornea war von der Sklera nicht zu unterscheiden, von der Iris und dem Corpus ciliare war nichts zu sehen. In dem Fall von van Duyse lag die Linse in einem Auge in der Vorderkammer, in dem anderen in dem mesodermalen Gewebe des sklero-kornealen unteren Winkels, die Cornea hatte die Struktur einer Fascie, die Iris fehlte. In dem Fall von Golowin lag die Linsenkapsel teilweise in und teilweise vor der Pupille, von einer Hornhaut war keine unzweifelhafte Andeutung zu finden, die Iris war ausgebildet aber mit dem der Cornea entsprechendem Bindegewebe fest verwachsen. Es ist verständlich, daß man bei solchen Verhältnissen, wo die Hornhaut sich nicht ausgebildet hat, und die Iris, sowie die Vorderkammer nicht existierten, von genauen topographischen Verhältnissen der Linse nicht sprechen kann, aber wir sind berechtigt den allgemeinen Schluß zu ziehen, daß in den meisten Fällen sich die Linse in dem Gewebe, welches dem vorderen Bulbusabschnitt entspricht, befindet.

Es ist noch zu erwähnen, daß wahrscheinlich ein gewisser Zusammenhang existiert zwischen unserem Fall und denjenigen Fällen von angeborenen Mißbildungen des vorderen Bulbusabschnittes, wo die Hornhaut durch ein großes Dermoid ersetzt ist, die Lider mangelhaft entwickelt sind und die Linse im Dermoide liegt.

Näheres über diesen Fall und die Literaturübersicht kommt in einer nachfolgenden Arbeit.

Das Präparat ist im Laboratorium von Herrn Dr. S. Ginsberg untersucht. Ich halte es für eine angenehme Pflicht, dem sehr geehrten Kollegen an dieser Stelle für die Liebenswürdigkeit und Freundlichkeit, mit welcher er mich immer bei dieser Arbeit unterstützte, meinen besten und innigsten Dank zu sagen.

3) Herr Schultz-Zehden: Augenbefunde bei Blutkranken.

Vortr. spricht über leukämische Veränderungen des Augenhintergrundes. Er beklagt, daß bei den zahlreichen okulistischen Beobachtungen auf das neue Einteilungsprinzip der Leukämie nicht die gebührende Rücksicht genommen ist, und gibt einen Überblick von dem jetzigen Stande der Leukämiefrage. Er behandelt dann einen von ihm klinisch und anatomisch untersuchten Fall von myeloider Leukämie. Klinisch wie anatomisch war letzterer ausgezeichnet durch Sehnervenatrophie, perimakuläres Ödem, Angiosklerosis und Netzhautblutungen. In den Innenhäuten war keine Spur von leukocytärer Infiltration vorhanden. Die weißen Blutzellen hielten sich innerhalb der Gefäße. Eine Erweiterung der Venen wurde vermißt. Der Augenhintergrund erschien mit dem Ophthalmoskop graurot. Auf Grund einer Reihe klinischer Beobachtungen geht dann Vortr. die einzelnen leukämischen Augenhintergrunds-Veränderungen durch und äußert sich darüber, welche als spezifisch leukämisch anzuerkennen sind. Er gibt verschiedene neue Gesichtspunkte, beispielsweise über die Ursache der Hellfärbung des leukämischen Fundus, über das Fehlen der Erweiterung der Venen etc. Sodann verbreitet er sich über die Frage, ob differential-diagnostische Merkmale zwischen den einzelnen Formen der Leukämie, der myeloiden und lymphatischen der akuten und chronischen aufzustellen sind. Seine Präparate demonstrieren in entsprechender Weise die leukämischen Augenhintergrunds-Veränderungen.

4) Herr Cl. du Bois-Reymond zeigt eine Chodowiecki'sche Zeichnung einer Star-Operation.

Sitzung vom 21. Februar 1907.

1) Herr v. Michel: Unser und zwar einziges Ehrenmitglied, Herr Dr. Emil Javal zu Paris, ist im Alter von 68 Jahren vor kurzer Zeit uns durch den Tod entrissen worden. Wir betrauern in ihm einen hochbegabten Gelehrten und ausgezeichneten Forscher. Ich erwähne seine gediegenen Arbeiten über den Strabismus und die Hygiene des Auges und insbesondere gedenke ich des von ihm konstruierten und in der ganzen ophthalmologischen Welt eingeführten Ophthalmometers sowie seiner im Jahre 1867 gemachten Vorschläge zur Einführung des Metermaßes in der Numerierung der Brillengläser. Durch seine wissenschaftlichen Arbeiten hat er sich ein dauerndes Denkmal geschaffen und dankbarst preisen wir seine großen Verdienste, die er sich für alle Zeiten um die ophthalmologische Disziplin erworben hat. Sein letztes Hauptwerk handelt von der Physiologie des Schreibens und Lesens, ist geistreich geschrieben und von dem Geiste wahrer Humanität durchweht. Ein tragisches Geschick hat er geduldig ertragen, er erblindete im Jahre 1895 infolge eines Glaukoms auf dem einen und wenige Jahre später auch auf dem anderen Auge. Sein Andenken werden wir stets hochhalten und ersuche ich Sie, zum äußeren Zeichen unsrer Trauer über den schmerzlichen Verlust, den unsre Gesellschaft und die ophthalmologische Wissenschaft erfahren haben, Sich von ihren Sitzen zu erheben.

2) Herr Schweigger stellt einen Fall von Tarsitis syphilitica vor.

3) Herr Lewinsohn stellt einen Fall von angeborener Oculomotorius-lähmung mit kontinuierlichem Pupillenwechsel vor.

Es handelt sich um ein 6jähr. Mädchen mit fast totaler angeborener Oculomotorius-Lähmung und kontinuierlichem Pupillenwechsel des gelähmten Auges. Die Dauer der Mydriasis (9 mm) und Miosis (3 mm) beträgt etwa je 10 bis 20 Sekunden, die erstere kommt langsam, die letztere mehr ruckweise znstande. Trotzdem die Pupille auf Lichteinfall und Konvergenz starr ist, wird sie durch Abduktion zur Erweiterung, durch Adduktion, ferner durch Facialiskontraktion zur Verengerung angeregt; desgleichen kann die Erweiterungs- und Verengerungsphase durch energischen Ab- und Adduktionsimpuls verlängert oder verkürzt werden. Es handelt sich um ein Krankheitsbild, das bisher erst 5 mal zur Beobachtung gekommen ist.

4) Herr Köllner: Untersuchungen über die Farbenstörung bei Netzhautablösungen.

Bei mehrfacher Untersuchung von 40 Fällen von Netzhautablösung mit dem elektrischen Perimeter nach v. Michel, dem Nagelschen Farbengleichungsapparat sowie dem Nagelschen Anomaloskop (Veröffentlichung hierüber erfolgt demnächst in der Zeitschrift für Augenheilkunde) ergaben sich folgende Farbenstörungen.

In 90 % der Fälle fand sich eine vollkommene oder unvollkommene Tritanopie, d. h. eine Reduktion des normalen trichromatischen Systems auf ein dichromatisches. Der Nachweis hierfür wurde in einem Falle mit dem Helmholtz'schen Spektralfarbenmisch-Apparat des physiologischen Instituts in Gemeinschaft mit Herrn Prof. Nagel geführt. Die Tritanopie fand sich fast regelmäßig central in einem Skotom, dessen Größe von der Objektgröße des Perimeters bis zu 25—30° Halbmesser schwankte. Dieses Skotom war häufig von dem durch die Ablösung bedingten peripheren Gesichtsfeldausfall durch eine normale Netzhautzone getrennt, hatte somit mit diesem nichts zu tun.

Die Tritanopie ähnelte somit, was Lage, Ausdehnung und Verhalten anbetrifft, den bisher bekannten Fällen erworbener Tritanopie sehr, sodaß man für alle derartige Fälle einen gemeinsamen, voraussichtlich exsudativen Prozeß innerhalb der Netzhaut annehmen muß. Es zeigt also auch bei der Netzhautablösung die Makulagegend eine erhöhte Vulnerabilität gegenüber der übrigen Netzhaut. Der Nachweis einer Tritanopie läßt sich, wie bereits Simon betont hat, mit großer Wahrscheinlichkeit auch ohne Spektralfarben führen, am besten durch verschiedene Untersuchungsmethoden wie z. B. Perimeter und Farbengleichungs-Apparat. Für die Frühdiagnose einer Netzhautablösung kommt die Tritanopie nicht in Betracht.

Die Einengung der peripheren Farbengrenzen geht in der Regel in derselben Reihenfolge vor sich, wie beim normalen Gesichtsfeld, grün zuerst, blau zuletzt.

5) Herr Schultz-Zehden demonstrierte einen menschlichen Kopf, welcher durch ein Cancroid, das am rechten unteren Augenlid entstanden war, die größten Verwüstungen zeigte. Fast die ganze rechte Hälfte des Gesichtsschädels mit allen Weichteilen fehlte. Mund und Rachenhöhle lagen frei, ebenso die Dura der vorderen und zum Teil der mittleren Schädelgrube. Vom rechten Auge und der ganzen äußeren Nase war keine Spur mehr vorhanden. Die Erkrankung hat 21 Jahre bestanden und Patient ist nicht operiert worden. Bei der Sektion sind außer einigen vergrößerten Halsdrüsen keine Metastasen in irgend einem Organ gefunden worden.

6) Herr Schultz-Zehden fuhr dann in seinem Vortrage über Augenbefunde bei Blutkranken fort. Er teilte zunächst seine mikroskopischen Untersuchungen über das anatomische Substrat der hellen Centren der retinalen Blutungen bei perniziöser Anämie mit und demonstrierte aus einer Reihe von Serien die Zeichnungen einzelner Schnitte. In einer Reihe von Blutungen waren es kollabierte, mit ihren Wandungen verwachsene Arteriolen, in einer anderen Reihe Fibrin-Thromben in kleinen Netzhautvenen, in einer anderen Reihe Exsudatbildungen, welche das helle Centrum der Blutungen bildeten. Vortr. hatte mikroskopische Präparate aufgestellt, welche besser noch als die Zeichnungen die Centren der Blutungen erkennen ließen. Er teilte zum Schluß noch einen Befund bei Morbus maculosus Werlhofii mit, welcher in kasuistischer Beziehung bemerkenswert ist. Bei einer 26 jährigen Patientin war es beiderseits zur Sehnervenatrophie, zu Blutungen in der Aderhaut, in der Netzhaut und vor der Netzhaut gekommen. Das Sehvermögen war links total vernichtet und rechts zum größten Teil. Die Ursache für die Sehnervenatrophie suchte Vortr. ebenfalls in Blutungen.

7) Herr Laas: Über einen Fall von plötzlich nach linksseitiger Nasenscheidewand-Operation eingetretener rechtsseitiger bleibender Sehstörung.

Bericht über einen Fall, in dem bei einem 33 jährigen Mann nach einer Abmeißelung einer weit nach hinten oben sich hinauferstreckenden Spina septi narium sinistra eine Sehstörung des rechten Auges auftrat, Defekt der oberen Gesichtsfeldhälfte mit nach einigen Wochen sich einstellender Abblassung der rechten Papilla nervi optici. Deutlicher Unterschied der Reaktion der rechten Pupille, je nachdem nur Licht auf die obere oder untere Netzhauthälfte fallen gelassen wird. Vortr. weist auf die Untersuchungen Onodi's hin, über die dieser in seinem Vortrag in der Heidelberger ophthalmologischen Gesellschaft 1906 berichtet hat, und gibt an der Hand der Onodi'schen Abbildungen einen kurzen Überblick über das Wesentlichste seiner Befunde. Es werden in dem beobachteten Fall besondere anatomische Verhältnisse angenommen. Entweder die linke Keilbeinhöhle (oder linke hinterste Siebbeinzelle) bildeten die Wand des rechten Canalis opticus, oder die rechte Keilbeinhöhle (oder hinterste Siebbeinzelle) bildet die Wand des rechten Canalis opticus, erstreckt sich aber über die Mittellinie nach links hinüber, vielleicht auch zwischen die Lamellen der Lamina perpendicularis hinein, sodaß bei der Abmeißelung die Wand der benachbarten Nebenhöhle frakturieren konnte, und sich von dieser Frakturstelle aus in der Wand der Nebenhöhle eine Fissur bis in den rechten Canalis opticus fortsetzte. Prof. Onodi, dem Vortr. von seinem Fall Kenntnis gegeben hat, hält direkte fortgesetzte wie indirekte Fraktur für gleich wahrscheinlich. Zum Schluß wird auf den Freudenthal'schen Fall hingewiesen, in dem nach rechtsseitiger Killian'scher Stirnhöhlenoperation linksseitige Erblindung eintrat. Die Erklärung dieses Falles durch eine indirekte Fraktur des linken Canalis opticus findet durch den Fall des Vortr. ihre Bekräftigung.

Sitzung vom 14. März 1907.

1) Der Kassenführer erstattet den Kassenbericht.

2) An Stelle des nach Schanghai übersiedelnden Herrn du Bois-Reymond wird Herr Wessely zum 2. Schriftführer gewählt; der übrige Vorstand wird durch Zuruf wieder gewählt.

3) Herr May: Fall von totaler Farbenblindheit.

Die 16jährige Patientin entstammt der Poliklinik des Herrn Prof. Gutmann und wurde, da Fälle von totaler Farbenblindheit von weitgehendem physiologischen Interesse sind, Herrn Prof. Nagel, dem Vorsteher der Sinnesabteilung des physiologischen Institutes der Universität, zugeführt. Der Fall stellt einen ganz klassischen Typus totaler Farbenblindheit dar; wir finden bei ihm alle Symptome der Achromasie und nur ihre Symptome: Blendung, Lichtscheu, Nystagmus, herabgesetzte, centrale Sehschärfe. Der Lichtscheu sucht sie abzuhelfen durch geneigte Haltung des Kopfes und durch Schluß der Lider.

Der Nystagmus ist kleinschlägig, horizontal, und wechselt in der Zahl der Schläge nach der Intensität des Lichtes, das das Auge trifft. Die Sehschärfe beträgt auf beiden Augen $^4/_{60}$, steigt bei Vorsetzen von rauchgrauen Gläsern auf $^4/_{30}$, und hält sich alsdann auf dieser Höhe, bis sie bei stärkerer Verdunkelung, der des normalen Auges konform, herabgeht. Das Gesichtsfeld ist normal; nur wenn Blendung vorliegt, scheint es eingeengt. Ophthalmoskopisch zeigt sich auf dem rechten Auge in der Fovea ein kleiner, gelblicher nicht scharf umschriebener Fleck, während das linke Auge in allen Teilen normal ist. Das Mädchen selber ist durchaus gesund, stammt von gesunden, nicht blutsverwandten Eltern. Fälle von Farbenblindheit sind in der Familie nicht bekannt. Sie ist gut entwickelt, intelligent, Nervensystem und die übrigen Sinnesorgane, insbesondere das Gehörorgan, sind intakt. Die physiologische Untersuchung des Mädchens gab folgende Resultate: 1) Ein centrales Skotom ließ sich mit keiner der vielen Methoden nachweisen, und es darf bei den guten Angaben, die die Patientin macht, angenommen werden, daß es nicht vorhanden ist. Aber die Patientin fixiert nicht mit der Fovea, dafür gibt einerseits die Lage des blinden Fleckes einen Anhalt, die für beide Augen genau bestimmt wurde und beträchtlich weiter vom Fixierpunkt, als normal, und L. auch unterhalb desselben sich erwies; andrerseits der Nystagmus, der auf ein Alternieren der zur Fixation benutzten parafovealen Stellen hinweist. Jedenfalls beweist die stark herabgesetzte Sehschärfe, die, wie in diesem, bei allen Fällen totaler Farbenblindheit sich findet, ein relatives Skotom. Indessen kann sich der Vortragende noch nicht in allen Punkten den Anschauungen anschließen, wie sie von Grunert in seiner Sammelarbeit über die totale Farbenblindheit niedergelegt worden sind, und die den Nachweis, daß totale Farbenblindheit ausschließlich Stäbchensehen sei, als erbracht betrachten; er näheret sich vielmehr den Anschauungen Rönne's, die 1906 in den klinischen Monatsblättern erschienen sind: bei der totalen Farbenblindheit funktioniere nur der Dunkelapparat des Auges; aber es ständen noch die definitiven Beweise aus, daß dieser Apparat auschließlich von den Stäbchen gebildet werde. Zwar will Vortragender die Einwendungen, die Rönne hiergegen erhebt, nicht gelten lassen, glaubt aber, daß in der Kette lückenloser Beweise noch manches Glied fehle. Eine sehr wichtige Rolle spielen hierbei die Nachbilder. Das junge Mädchen nahm Nachbilder überhaupt nicht wahr, da sie aber bei anderen Fällen deutlich nachgewiesen waren, darunter auch in einem Falle, den Prof. Nagel selber untersucht hatte, so gibt es auf diesem Gebiete noch weitgehende Kontroversen. — Die Untersuchung der Lichtempfindlichkeit mit dem neuen Nagel'schen Adaptometer ergab völlige Übereinstimmung mit dem normalen Auge, wofern streng darauf gehalten würde, daß stets für die zu vergleichenden Augen auch der gleiche Zustand der Lichtadaptierung bestand. Sämtliche Farbenuntersuchungen bestätigten die für total Farbenblinde sattsam bekannten Resultate, daß die hellste Stelle des Spektrums in Grün liegt und nicht in Orange, daß das Spektrum nach der roten Seite schnell an Dunkelheit zunimmt und deshalb schließlich verkürzt ist (grelles Rot wird mit Schwarz verwechselt); daß es in seiner Helligkeit mit dem Spektrum des dunkeladaptierten Auges übereinstimmt, und daß am Farbenmischapparat die Farbenblinde genau dieselben Gleichungen einstellt, wie das dunkeladaptierte Auge. Verf. weist zum Schluß darauf hin, daß das Studium der Fälle totaler Farbenblindheit dazu dienen wird, unsre Anschauungen über die verschiedenen Funktionen der Stäbchen und Zapfen der Netzhaut zu klären, daß sie dagegen die verschiedenen Theorien des Farbensehens unberührt läßt; für diese verspricht er sich mehr von weiteren Untersuchungen über die übrigen Formen der Farbenblindheit, der Protanopie, der Deuteranopie und der anomalen Trichromatie.

4) Herr Lichtenstein: Lochbildung im Sehnerven. (Krankenvorstellung.)

Vorstellung eines 53jährigen Patienten, welcher eine recht seltene, angeborene Mißbildung, nämlich eine röhrenförmige Aushöhlung des Sehnerven aufweist.

Das Auge ist äußerlich vollkommen normal, die Sehschärfe mit einem Konkavglase von 0,75 Dioptr. = $^6/_6$. Der Augenhintergrund ist, abgesehen von der Papille, ohne Besonderheiten. Was diese anbelangt, so zeigt sie eine tiefe, nicht randständige, physiologische Exkavation. Die Gefäße liegen in der nasalen Papillenhälfte. In der Mitte der temporalen Papillenhälfte findet sich ein Loch von der Gestalt eines Dreiecks mit abgestumpften Ecken und scharfen, überhängenden Rändern. Nach der Tiefe zu setzt es sich als cylindrisches Rohr, mit grünlich schimmernden Wandungen, in den Sehnerven fort. Am Boden des Loches erkennt man nach Einschaltung eines Konkavglases von 26 Dioptr. ein zartverlaufendes Gefäß, so daß sich für dasselbe eine

Tiefe von 8—9 mm ergibt. Derartige Lochbildungen sind bisher nur sehr selten beschrieben. Hippel erwähnt in der zweiten Auflage von Graefe-Saemisch sechs ähnliche Fälle, einen weiteren hat Lewinsohn beobachtet. Indessen hat keiner der bisher beobachteten Fälle eine Tiefe von über 2—3 mm, so daß dieser Fall als besondre Seltenheit Beachtung verdient.

5) Herr Napp: Über die Beziehungen der Mikulicz'schen Erkrankung zur Tuberkulose.

Die Patientin erkrankte am 1. November 1906 mit einer Schwellung der beiderseitigen Ohrspeichel- und Unterkieferspeichel-Drüsen, der nach acht Tagen eine Anschwellung der Tränendrüsen folgte. Als die Patientin Mitte Februar 1907 in die Behandlung der Königlichen Universitätsklinik eintrat, bestand derselbe Symptomenkomplex. Außerdem konnten wir in der Conjunctiva bulbi eine Reihe von kleinsten, höchstens 1—2 mm großen Exkreszenzen beobachten. In der Conjunctiva bulbi sah man bis zum Limbus reichend zahlreiche submiliare Knötchen, welche in ihrem Aussehen kleinsten Lymphangiektasieen gleichen. Das eigenartige Aussehen der Knötchen veranlaßte Herrn Geheimrat v. Michel zwei Probe-Exzisionen aus der Conjunctiva palpebrae zu entnehmen. In diesen Gewebsstücken bietet sich anatomisch-histologisch das Bild der Tuberkulose. Die Tuberkelknötchen liegen unmittelbar unterhalb des erhaltenen Epithels. Sie bestehen aus epithelioiden Zellen, zwischen denen Riesenzellen liegen. Umgeben sind sie von einem Wall von Lymphocyten. In dem Centrum einzelner Knötchen besteht eine beginnende Verkäsung. Das Centrum wird von einem dichten Fibrinnetz eingenommen. Abgesehen von einem reichlichen Gehalt an Fibrin weist die Tunica propria keine wesentlichen Entzündungserscheinungen auf. Es gelang mir, in den Knötchen Tuberkelbazillen nachzuweisen. Gleiche, nur wenig größere Knötchen sieht man in der Schleimhaut der Lippen und Wangen.

Der Allgemeinbefund ergibt über der rechten Lungenspitze einen halbfeuchten Katarrh. Der Blutbefund ist normal. Lues ist nicht vorhanden.

Nach Erhebung dieses Befundes halte ich es für erwiesen, daß der Symptomenkomplex der Mikulicz'schen Erkrankung, neben den bisher bekannten Ursachen, durch eine Infektion mit Tuberkelbazillen hervorgebracht werden kann. Ferner glaube ich annehmen zu dürfen, daß die von Meller, Fleischer und Osler als chronisch entzündliche Prozesse beschriebenen Fälle, bei denen schon die Autoren, trotzdem ihnen der Nachweis von Tuberkelbazillen nicht gelang, glaubten, es handle sich um Tuberkulose, tatsächlich auf einer tuberkulösen Infektion beruhen. Ich glaube, daß es sich in diesen Fällen um einen Heilungsprozeß der Tuberkulose — um den Ausgang in bindegewebige Induration — handelt.

(Der Vortrag wird in der Zeitschrift für Augenheilkunde ausführlich veröffentlicht.)

6) Herr Adolf Gutmann: Patient M. kam am 6. September 1907 in meine Behandlung.

Status: Lidspalte beiderseits erheblich verengt. Äußere Orbitalwinkel leicht prall hervortretend: an diesen Stellen

Thränendrüsen geschwollen fühlbar.

Bindehaut des Bulbus und der Lider injiziert, auf den unteren Übergangsfalten feine, stecknadelkopfgroße Körnchen hervortretend.

Hochgradige doppelseitige Parotis-Anschwellung, beiderseits glandulae submaxillares und sublinguales deutlich vergrößert und geschwollen fühlbar. —

Patient hatte vor 3 Jahren Lues und wurde spezialärztlich behandelt. Allgemeinbefund an inneren Organen und Blutbefund normal außer Irritabilitas cordis. (Luetische Herzmuskelerkrankung nach Befund der Poliklinik des Prof. Strauß wahrscheinlich).

Diagnose: Mikulicz'sche Krankheit.

Therapie: In etwa 3 Monaten, unter roburierender Diät (Milchkur) und Jodkali, schwanden alle Erscheinungen.

Patient bietet an den Augen und oben genannten Drüsen normalen Befund.

Es ist dies einer der wenigen geheilten Fälle von Mikulicz-scher Krankheit und der erste sicher erwiesene Fall von Lues als Ätiologie bei diesem Symptomenkomplex.

7) Herr Köllner stellt einen Patienten vor, der vor 2 Jahren eine schwere Basisfraktur erlitten hatte. Es bestehen zur Zeit rechtsseitige, schwere, periphere Facialislähmung mit EAR, geringe Störung im Bereiche des Akustikus, schwere Geruchs-Störung, Parese des VI. Nerven und des Gaumensegels, links Störungen im Bereiche des III.—VI. Hirnnerven. Besonders interessant waren die vorhandenen Stauungssymptome: auffallend starke Schlängelung und Füllung der sichtbaren Konjunktivalvenen und leichter Exophthalmus, besonders rechts, und Stauung der rechten Vena centralis retinae, während links das Bild eines partiellen Verschlusses der Vena centralis retinae vorhanden war. Diese Symptome lassen sich nur durch eine dauernde Behinderung des venösen Abflusses aus den Augenhöhlen nach der Schädelhöhle hin erklären; die Ausdehnung und Natur der Abflußstörung kann nicht mit Sicherheit festgestellt werden, da auch die schweren Stauungserscheinungen, wie sie nach doppelseitiger Unterbindung der oberen Hohlvene auftreten, nach Leber schnell wieder zurückgehen. Interessant ist ferner der Ohrenspiegelbefund, der eine in der oberen knöchernen Gehörgangswand des rechten Ohres verlaufende klaffende Fissur zeigt.

Sitzung vom 16. Mai 1907.

1) Herr E. Hoffmann (a. G.): Vorstellung dreier mit großen Atoxyl-Mengen schnell gebesserter Fälle von Syphilis ulcerosa praecox.

Die Kranken, welche zum Teil vorher ohne wesentlichen Erfolg mit Inunktionskuren behandelt worden waren, sind von H. und Roscher auf der dermatologischen Universitätsklinik mit großen Mengen 10 % Atoxyllösung (0,5 g Atoxyl gewöhnlich jeden zweiten Tag intramuskulär) behandelt worden. Die Erscheinungen (große Ulcera, frambösiforme Wucherungen usw.) sind zurzeit bis auf geringe Reste verschwunden. Auch in andern Fällen von Syphilis hat das Atoxyl eine deutliche Wirkung auf Primär-Affekte, Exantheme und Schleimhaut-Erscheinungen erkennen lassen. Es ist aber in diesen großen Dosen nicht frei von Nebenwirkungen; bei der Hälfte der Patienten traten Magendarmbeschwerden, Kopfschmerzen, mitunter auch Erbrechen und Schwindel, bei einem eine Albuminurie auf; Sehstörungen wurden bei keinem der Kranken bisher beobachtet. In bezug auf alles weitere sei auf die am 30. Mai in der Deutschen Medizin. Wochenschrift erschienene Arbeit von Uhlenhuth, Hoffmann und Roscher: „Untersuchungen über die Wirkung des Atoxyls auf die Syphilis“ verwiesen.

2) Herr **Herford** stellt zwei Patienten der Augenklinik der Königl. Charité vor. Der erste Fall betraf einen „syphilitischen Tumor des Ziliarkörpers". Der 43 Jahre alte Patient erkrankte Ende März d. J. an einer Iritis specifica des linken Auges. Die luetische Infektion hatte Anfang Juni 1906 stattgefunden, der Kranke war dann beim Auftreten der ersten sekundären Erscheinungen mit einer Spritzkur behandelt, die nach kurzer Zeit wegen Auftretens eines syphilitischen Geschwürs am rechten Unterschenkel wiederholt wurde. Da bald wieder neue Allgemeinerscheinungen (Angina syphilitica, Impetigo capitis, pustulöses Syphilid am ganzen Körper) auftraten, wurde am 14. März d. J. eine Schmierkur begonnen. Während dieser Kur entstand die Iritis des linken Auges, und Anfang April entwickelte sich dicht oberhalb des Hornhautrandes oben außen ein Tumor, der die Sklera halbkugelig vorbuckelte und schon durch das geschlossene Lid hindurch deutlich sicht- und fühlbar war. Die Geschwulst zeigte ein sehr schnelles Wachstum, so daß schon nach wenigen Tagen eine Perforation der Sklera nahe bevorzustehen schien. Das Auge war sehr stark gereizt und schmerzhaft, die Sklera erschien über dem Tumor erheblich verdünnt, so daß letzterer dunkel durchschimmerte, im Zentrum zeigte die Geschwulst eine gelbliche Färbung.

Da der Tumor während der fast fünf Wochen hindurch angewandten Schmierkur entstanden und ständig gewachsen war, wurde, um den Körper für eine neue Kur besser aufnahmefähig zu machen, bei der am 16. April erfolgten Aufnahme in die Augenklinik der Charité die Quecksilber-Behandlung zunächst ausgesetzt, und dem Patienten neben Bettruhe Jodkali (3,0 g pro die) verordnet, außerdem erhielt er jeden zweiten Tag Schwitzbäder. Nachdem 14 Tage mit der Schmierkur pausiert war, wurde mit Calomel-Injektionen (alle acht Tage 0,1 g intramuskulär) begonnen. Unter dieser Therapie trat zunächst ein Stillstand in dem Wachstum des Tumors ein und bald war ein andauerndes Kleinerwerden der Geschwulst zu bemerken, so daß dieselbe sich allmählich wieder vollständig zurückgebildet hatte, und an ihrer Stelle am Tage der Vorstellung nur noch eine etwas dunkel gefärbte flache Verwölbung der Sklera vorhanden war. Der Reizzustand des Auges war nur noch ganz unbedeutend, die enge Pupille wurde von einem zarten grauen Pupillarexsudat eingenommen, vorgehaltene Finger erkannte Patient in ca. 1 m Entfernung.

Als zweiten Fall stellt der Vortr. einen 17 Jahre alten Kranken mit „Retinitis proliferans tuberkulöser Natur" vor. Das rechte Auge zeigt neben dem typischen Bilde einer Retinitis proliferans interna in der Peripherie des Fundus oben mehrere kleine gelbliche von etwas Pigment umgebene chorioiditische Herde, die den Eindruck ausgeheilter Tuberkel machten. Am linken Auge war bei der Aufnahme des Patienten in die Klinik Ende März d. J. auf der Vorderfläche der Iris unten ein gefäßloser, den untern Kammerwinkel fast völlig ausfüllender und bis zum Ziliarteil hinaufreichender Tumor von grauem opakem Aussehen vorhanden gewesen, der in Verbindung mit zahlreichen grauen Präzipitaten auf der Hinterfläche der Cornea gleich an eine tuberkulöse Natur des Leidens denken ließ. Es wurden deshalb zur Sicherstellung der Diagnose Injektionen mit Alt-Tuberkulin gemacht. Während sich nach der ersten Injektion von $^1/_2$ mg keinerlei Reaktion zeigte, trat nach der zweiten Injektion von 1 mg Alt-Tuberkulin eine starke Glaskörperblutung auf dem rechten Auge auf, die im Verlaufe von drei Wochen allmählich wieder resorbiert wurde. Es wurdeu jetzt Injektionen mit Neu-Tuberkulin T. R. gemacht, und unter dieser Behandlung bildete sich einerseits der Iristumor auf dem linken Auge fast vollkommen zurück, andrerseits hellte sich der Glaskörper rechts immer mehr auf, und auch die Bindegewebsmassen vor der Netzhaut erschienen zarter und feiner als zu Beginn der Behandlung. Jetzt S rechts = $^5/_{10}$, links = $^5/_5$.

Die Annahme einer tuberkulösen Natur des Leidens wird noch gestützt durch den für die Tuberkulose sehr suspekten allgemeinen Habitus des Patienten, obwohl zurzeit an den Lungen nichts Krankhaftes nachweisbar ist, und auch in der Familie Tuberkulose nicht beobachtet sein soll.

Zum Schluß weist der Vortr. auf den Sektionsbefund eines von v. Michel publizierten Falles (Münch. med. Wochenschr. 1903 Nr. 1) hin, bei dem, wie durch die mikroskopische Untersuchung erwiesen wurde, das Bild einer Retinitis prolifera interna durch ein tuberkulöses Granulationsgewebe bedingt war.

Sitzung vom 20. Juni 1907.

1) Herr Greeff zeigt Präparate über: Parasitäre Zelleinschlüsse bei Trachom.

In gemeinschaftlicher Arbeit haben Geh.-Rat Frosch, Dr. Clausen und ich seit etwa Jahresfrist minimale von einem Hof umgebene Körnchen oder Stäbchen in den Zellen der Trachomfollikel beobachtet, welche die Neigung haben, sich zu Doppelkörnchen oder zu Haufen aneinander zu legen.

Sie wissen, meine Herren, wie ungewöhnlich schwierig die ätiologische Forschung gerade bei dem Trachom ist, so z. B. frische unbehandelte Fälle zu bekommen, ferner die Befunde zu beurteilen, da auf einer entzündeten Schleimhaut alle möglichen Mikroorganismen sich finden, wozu noch die Unmöglichkeit der Überimpfung auf Tiere kommt.

Inzwischen sind nun von Halberstädter und Prowazek bei Trachomkranken auf Java parasitäre Einschlüsse in den Epithelzellen der Conjunctiva gefunden, von denen es von vornherein wahrscheinlich war, daß sie mit unseren Befunden gleich wären. Wir haben nun zum Vergleich auch Präparate von abgeschabten Epithelien bei Trachom nach Giemsa gefärbt und Dr. Halberstädter und v. Prowazek, die mich in meinem Laboratorium besuchten, haben unsre Befunde für identisch mit den in Java erhobenen erklärt.

Die Ihnen hier zugereichten Präparate sind gewonnen, indem mit dem Spatel Epithelien von der Conjunctiva palpebrarum abgeschabt wurden, auf einem Deckgläschen durch Abziehen ausgestrichen (nach Art der Blutpräparate) und nachdem sie lufttrocken und in Alkohol gehärtet waren, mit der frisch bereiteten alten Giemsalösung, wie sie Schaudinn anfangs angewendet hat, Stunden lang gefärbt wurden. So ist die bequemste Darstellung der Gebilde.

Sie sehen die im Protoplasma meist neben dem Kern liegenden Einschlüsse als kleine runde oder ovale Pünktchen (Zeiß. Öl, Oc. 8), meist liegen sie in großen Massen oder Haufen neben dem Kern.

Bei bisher nur wenigen Kontrollversuchen von einfacher Conjunctivitis, waren die Gebilde nicht vorhanden.

Ich will mich für heute damit begnügen, unsere jedenfalls neueren Befunde hier einfach zu demonstrieren, ohne weitere Schlüsse daraus zu ziehen, da noch viele Aufgaben zu lösen sind. Wenn sie aber schon von verschiedenen Seiten und an verschiedenen Orten (Java, hier) sind und sie von

Prowazek, ein ausgezeichneter Kenner dieser Art Mikroorganismen, für den Protozoen nahestehende Gebilde erklärt, so ist es jedenfalls wohl berechtigt, die Befunde vorläufig ohne Folgerungen bekannt zu geben.

2) Herr Dr. A. Leber (a. G.): Serodiagnostischer Nachweis syphilitischer Augen-Erkrankungen.

Durch die von Wassermann modifizierte, von Bordet u. Gengon in die Serologie eingeführte Methode der Komplement-Fixation ist es dem Vortr. gelungen, in eine Reihe syphilitischer Augenerkrankungen durch Untersuchung des Serums in diesem den Nachweis spezifisch-luetischer Ambozeptoren zu führen; so bei Lues cerebri mit Skleritis, Keratitis pareuchymatosa und Iritis specifica, bei letzteren auch in dem gleichzeitig untersuchten Humor aqueus, allerdings in geringerer Menge, als in dem zugehörigen Serum. Aus diesen und aus ähnlichen Ergebnissen, außer bei Lues auch bei andern spezifischen Augenerkrankungen (Tuberkulose), deren ausführliche Publikation an anderm Orte erfolgen soll, folgert Vortr. die Wichtigkeit dieser Serodiagnostik für die Augenheilkunde, in der sie bestimmt zu sein scheint, in schwierigen Fällen die Diagnose zu entscheiden.

3) Herr W. Nagel: Über Sichtbarkeit der Röntgenstrahlen für Total-Farbenblinde.

Der von Herrn May kürzlich vorgestellte Fall von totaler Farbenblindheit eignet sich gut zu einer Feststellung darüber, wie es mit der Sichtbarkeit der Röntgenstrahlen für diese Farbenblinden steht. Während Dorn und Brandes Empfindlichkeit für diese Strahlen bei Normalen wie Totalfarbenblinden fanden, haben spätere Untersucher, so auch jüngst Rönne diese Empfindlichkeit nicht konstatieren können. Man hat dem Adaptationszustand nicht genügend Rechnung getragen. Dorn und Brandes glaubten, die Achromaten zeigten eine ganz abnorme Empfindlichkeit für Röntgenstrahlen, weil sie nicht bedachten, daß diese Personen durch instinktiven halben Lidschluß ihre Augen immer im Zustand der Dunkeladaptation hatten.

Die Autoren, die zu negativem Resultat kamen, hatten meist ungenügende Versuchsbedingungen angewandt. Sie gaben nicht an, ob unter den von ihnen gewählten Bedingungen der Normale die Strahlen „sah". Ihr negatives Resultat beweist daher nichts.

May und der Vortr. stellten fest, daß das farbenblinde Mädchen bei Einwirkung mäßig starker Röntgenstrahlen das Gesichtsfeld erhellt sah, auch wenn sie nur eben aus einem hellen Zimmer kam; viel deutlicher natürlich, wenn sie einige Zeit im Dunkeln war. Die Röntgenröhre befand sich dabei in einem völlig luftdichten Kasten und die Augen des Mädchens waren mit einer dreifachen Lage schwarzen Sammtes dicht verbunden. Trotzdem bemerkte sie es sofort, wenn eine zwischen ihren Augen und der Röhre befindliche dicke Bleiplatte geräuschlos hin- und her bewegt wurde.

4) Herr W. Nagel: Über die Gefahren der Farbenblindheit im Eisenbahn- und Marinedienst.

Unter den verschiedenen Argumenten, die vonseiten der Mitglieder der Seeberufsgenossenschaft in Hamburg gegen die vom Reichsamt des Innern geplante Neuordnung der offiziellen Farbensinnsprüfung vorgebracht wurden, kehrt immer wieder die Behauptung, es seien keine Unfälle zur See und bei der Bahn bekannt, die durch Farbenblindheit oder gar durch anomales Farbensehen bedingt waren.

Dazu ist folgendes mitzuteilen:

I. Eisenbahnunfälle:

1) Zusammenstoß bei Lagerlunda in Schweden, 1875, 9 Tote. Sicher durch Farbenblindheit des Lokomotivführers herbeigeführt.

2) Eisenbahnunglück bei Tawastehus (Finnland) 1878; Ursache: Farbenblindheit des Weichenwärters.

3) Eisenbahnunglück bei Arlesey in England, um 1877; Einzelheiten unbekannt. Farbenblindheit als Ursache angegeben.

4) Eisenbahnunglück in England 1873; Farbenblindheit wurde als Ursache angegeben. Näheres nicht bekannt.

5) Eisenbahnunglück bei Bucke in Westfalen; Farbenblindheit als Ursache angegeben. Näheres nicht bekannt.

6) Zusammenstoß bei O. in Süddeutschland, 1900. Ursache: Verwechselung eines grünen Lichtes mit einem weißen durch den Lokomotivführer. Dieser ist nach Ansicht der Sachverständigen entweder farbenblind oder anomaler Trichomat.

II. Schiffsunfälle.

1) Zusammenstoß (1875) der Dampfer „Isaac Bell" und „Lumbermann" an der Küste bei Norfolk, Virginia. L. sank. Der Steuermann hatte die Signallichter verwechselt, wurde später als farbenblind erkannt. 10 Personen ertranken (Bickerton).

2) Zusammenstoß (1881) von „Carbet Castle" mit „T. H. Ramien". Ursache: Farbenblindheit (B.).

3) Scheitern des Dampfers „City of Austin" bei Florida. Ursache: Verwechselung der farbigen Bojen durch einen Farbenblinden. Angeblich erworbene Farbenblindheit (B.).

4) Zusammenstoß der Dampfer „Hansa" und „Primus" auf der Unterelbe; 107 Tote. Farbenblindheit war die wahrscheinlichste Ursache, wurde aber erst 1907 auf Veranlassung des Vortragenden bei dem Kapitän des „Primus" festgestellt.

5) Zusammenstoß von „Heimdall" und „Onni" bei Kopenhagen, 1906. Ursache: Verwechselung der Signallichter. Farbenblindheit ausgeschlossen. Der schuldige Steuermann könnte ein „Rotanomaler" gewesen sein, oder es könnte erworbene Farbensinnsstörung vorgelegen haben.

6) Zusammenstoß von „Toronto" und „Freidis" im irischen Kanal. Ausguck hat die Lichter verwechselt; wurde nicht auf Farbenblindheit untersucht, sondern nur gefragt, ob er farbenblind wäre. (!) (B.)

III. Verhütete Unfälle.

Bickerton berichtet genau über fünf Fälle, in denen auf Schiffen ein durch Farbenblindheit bedingtes falsches Kommando noch im letzten Augenblick durch eine zweite farbentüchtige Person verhindert wurde. In einem Fall wurde das Seitenlicht eines Dampfers mit einem rot-weiß wechselnden Leuchtturmlicht verwechselt.

Die Kenntnis der letztgenannten Fälle sowie mehrerer der unter I und II genannten verdanke ich Herrn Hofrat Dr. Zeitlmann, der sie aus der weit zerstreuten und zum Teil schwer zugänglichen Literatur gesammelt hat.

Wenn in den mitgeteilten Fällen von „Farbenblindheit" die Rede ist, ist damit nicht gesagt, daß es sich um wirkliche Dichromaten handelt; es könnten auch anomale Trichomaten gewesen sein, da bei der praktischen Farbensinnsprüfung die Unterscheidung dieser beiden Typen so gut wie unmöglich ist.

Nachtrag.

Nachträglich werden mir noch drei von Edw. Green (Colour-Blindness) mitgeteilte Fälle bekannt, in denen durch Farbenblindheit Unglück herbeigeführt wurde:

1) Schiffs-Kollision auf dem Mississippi (Brit. med. Journ. 28. Januar 1888). 2) Eisenbahn-Kollision („Invention", 28. Dezember 1889). 3) Eisenbahn-Kollision (Engineer, 6. Dezember 1889).

5) Herr G. Gutmann: Krankenvorstellung.

Die 42jährige Patientin, welche Vortr. zur ophthalmoskopischen Untersuchung vorstellte, kam am 26. April mit plötzlicher Erblindung des linken Auges. Es bestand träge Reaktion der erweiterten Pupille, hellgrau weißliche Tumormasse an Stelle der Papille, welche die Gefäße vollkommen zudeckte, ringsherum wallartige Trübung der Netzhaut, Glaskörperstaub. Das ophthalmoskopische Bild war dem von Scheidemann im Arch. f. Ophth. Bd. 41, 1895 veröffentlichten Falle von gummöser Neubildung auf den Sehnerveneintritt, welcher von Prof. Hirschberg in seiner Klinik behandelt und geheilt wurde, sehr ähnlich. Während dort aber Lues sicher nachgewiesen war, ist hier Anamnese und Untersuchung (Sanitätsr. Joseph) negativ, dagegen Anhaltepunkte für Tbc. vorhanden (Prof. Strauß). Unter Hg-Kur und Jodnatr. nahm die anfangs schätzungsweise 10 D betragende Schwellung allmählich ab, es traten Sternfigur im Zentrum und ähnliche helle, milchweiße, rosafarbene, gelbliche und weiße Herde und Sprenkelungen in der Umgebung der Trübung an und hinter den Netzhautgefäßen auf, wie sie Hirschberg, Knapp und Scheidemann beschrieben haben.

Die S. besserte sich von F: 1 m auf $^{5}/_{10}$, das Gesichtsfeld war anfangs in der ganzen oberen Hälfte, unten-nasal und unten bis zum Fixierpunkt eingeengt, jetzt ist der temporale untere Quadrant und die untere Hälfte des nasalen und oberen Quadranten frei. Heute sind noch neuritische Atrophie mit sehr engen, unten fast fadenförmigen Arterien, und nasale Reste der Tumorbildung an der Austrittsstelle der Gefäße in die Netzhaut erkennbar. Ferner sieht man die Sternfigur in der Mac. lut., die massenhaften weißlichen Herdchen in der Umgebung der Papille und den Glaskörperstaub. Das rechte Auge war und blieb normal.

Offenbar handelt es sich um einen zweiten Fall von gummöser Neubildung auf dem Sehnerveneintritt (in der Literatur ist meines Wissens nach dem von Scheidemann veröffentlichten Fall kein ähnlicher beschrieben worden). Daß die weißen Herdchen, wie sie Hirschberg und Knapp als für Lues pathognomonisch beschrieben haben, auch bei Tbc. vorkommen, beweist in den von Kraus und Brückner im Arch. f. Augenh. Bd. 57, 3 beschriebenen Fällen von wahrscheinlicher Tuberkulose des Augenhintergrundes die beigegebene Abbildung auf Tafel X.

6) Herr Napp: Untersuchungen über den Bakteriengehalt der Bindehautsäcke von Star-Operierten bei Anwendung aseptischer Verbände.

Es wurden die Bindehautsäcke von 171 Star-Patienten vor der Operation und mehrere Tage nach der Operation kulturell untersucht, um festzustellen 1) ob sich vor der Operation pathogene Bakterien im Bindehautsacke fanden, in welchem Falle die Operation verschoben wurde, und 2) ob sich nach der Operation unter dem Einflusse des Verbandes der Bakteriengehalt der Bindehaut vermehrt; 3) galt es festzustellen, in wie fern durch die vorhandenen

Bakterien die Wundheilung und der gesamte Zustand des Auges beeinflußt wurde. An der Hand genauer Tabellen kamen wir zu folgenden Resultaten:

1) Sind vor der Operation keine Bakterien im Bindehautsacke, so finden sich dieselben fast stets nach der Operation in demselben.

2) Bei Patienten, die schon vorher Bakterien beherbergen, tritt meist eine Keimvermehrung ein.

3) Der manchmal sogar sehr hohe Gehalt an Bakterien, pathogener und nicht pathogener, hat keinerlei Einfluß auf die Wundheilung.

4) In einer Reihe von Fällen kommt es zur Entstehung einer Konjunktivitis, doch spielen dabei persönliche Disposition, vielleicht auch die mechanische Reizung durch das Fassen der Fixationspinzette eine Rolle, da sich vielfach in solchen Fällen nur als gutartig bekannte Bakterien im Bindehautsacke finden.

Aus alle dem geht hervor, daß kein Grund vorliegt, die Anwendung aseptischer Verbände zu verlassen, um zur offenen Wundbehandlung zu greifen.

Der Vortrag wird in der Zeitschrift für Augenheilkunde erscheinen.

Sitzung vom 18. Juli 1907.

1) Herr H. Feilchenfeld: Demonstration.

Vortr. stellt einen 35jährigen Patienten vor mit folgendem Augenspiegelbefund: Direkt anschließend an die Papille, oberhalb derselben, findet sich eine papillengroße, scharf umschriebene Herdbildung von weißgelblicher Farbe, deren Oberfläche mit zarten Blutpunkten bedeckt ist. Diese Blutpunkte geben einen Anhaltspunkt für die objektive Refraktions-Bestimmung der Herdoberfläche, die etwa 1 bis $1^1/_2$ D. über die emmetropische Netzhaut hervorragt. Der Herd bedeckt den nach oben abgehenden großen Venenstamm, welcher sich noch im Herdgebiete in seine beiden Hauptäste gabelt, so daß man diese einzeln unter dem Herde hervortreten sieht. Einen solchen isolierten prominenten Herd könnte man wohl für ein Gewächs halten, da er das einzige Pathologische ist, was in dem sonst normalen Hintergrund entdeckt werden kann, also für ein Gumma oder einen Tuberkel. Auch die Perimeter-Untersuchung ergab ein ganz scharf umschriebenes, absolutes, centrales Skotom, welches immerhin so groß war, daß die Hand erst unmittelbar vor dem Auge erkannt wurde. Für Lues oder Tuberkulose ergab sich weder anamnestisch noch objektiv der mindeste Anhalt; auch Cor, Urin normal. Der im Ausland wohnende Patient wurde mit Jodkali entlassen und hat sich mir heute, nach 10 Tagen, wieder vorgestellt. Der fragliche Tumor ist unverändert. Es hat sich aber im Bereich der von der V. nas. sup. versorgten Netzhaut ein großes Ödem ausgebildet, nähnlich wie man es nach Embolie der Centralarterie findet. Im Gebiete der V. temp. sup. sieht man massenhaft frische Blutungen. Ich neige jetzt darum der Ansicht zu, daß es sich um eine Thrombose der V. sup. handelt und das „Gewächs“ entweder einen in fettiger Degeneration befindlichen Thrombus oder ein in Degeneration übergehendes Extravasat vorstellt. Indessen will ich nicht verschweigen, daß Herr v. Michel, der den Fall eben gesehen hat, auch jetzt noch den Herd für ein Gewächs hält und die Auffassung hat, daß jene übrigen Veränderungen sekundär entstanden sind infolge des Drucks, welche dieses Gewächs auf die Vene ausübt. Der massenhafte Glaskörperstaub würde denn wohl eher für Gumma, als für Tuberkel sprechen. Ich habe darum nun doch eine energische Quecksilberkur empfohlen.

2) Herr Dr. Ludwig Löwe (a. G.). Über die Beteiligung des Siebbein-Labyrinths am Aufbau des Supraorbitaldachs und über die Aufdeckung der Sehnervenkreuzung von der Nase her.

Vortr. führt aus, daß zweierlei Sorten von Siebbeinzellen, solcher, deren Zell-Leiber ganz und gar in der Nasenhöhle verbleiben, und solcher, welche außerdem noch mit einem Teile ihres Leibes im knöchernen Augenhöhlendach gelegen sind, existieren. Die subraorbitalen Ausbuchtungen der Ethmoidalzellen sind ursprünglich von der Stirnhöhlen-Kavität streng getrennt. Im Laufe der Entwicklung können sich aber Dehiszenzen in den Zwischenwänden ausbilden und somit Stirnhöhle und Supraorbitalbuchten der Ethmoidalzellen zu einem einzigen Cavum zusammenfließen. Der so entstandene, die Augenhöhle überdachende Hohlraum kann außerordentlich beträchtliche Dimensionen annehmen, er kann sich nach hinten bis zur mittleren Schädelgrube, nach außen bis zur Fissura orbitalis inferior und dem Jochbogen, ja durch diesen hindurch bis zur Schläfenschuppe erstrecken.

Vortr. wendet sich dann der Freilegung der Sehnervenkreuzung zu. Mit diesem Thema sei die Aufdeckung der Hypophysis eng verknüpft, da jeder Tumor des Hirnanhangs die häufigste Ursache für die pathologische Druckwirkung auf das Chiasma sei. Der chirurgische Eingriff sei unter allen Umständen ein ziemlich beträchtlicher. Er dürfe also nur dann ausgeführt werden, wenn es sich um Krankheits-Erscheinungen bedrohlichster Art (schwere Sehstörungen, vehemente Kopfschmerzen) handle. Zu diesen beiden Symptomen gesteigerten Hirndrucks müsse aber noch eine dritte Eigenschaft des Tumors hinzukommen; das Adenom der Hypophysis, um das es sich meistens handle, müsse nach unten, in der Richtung gegen die Keilbeinhöhle gewachsen sein, was sich röntgen-graphisch leicht feststellen lasse. Die präoperative Anfertigung eines Röntgenbildes sei deshalb unbedingt notwendig, denn der Hypophysistumor könne ja auch nach oben oder nach hinten gewachsen sein. In diesem Falle wäre er aber so innig mit lebenswichtigen Hirnabschnitten verquickt, daß an seine operative Entfernung nicht gut zu denken sei.

Was die Methodik der Freilegung drr Hypophysis anbetrafen, so weise die Literatur eine große Zahl diesbezüglicher Encheiresen auf. Dieselben ließen sich in 3 Gruppen:

a. in solche, die von der Schädelhöhle aus,
b. in solche, die von der Mundhöhle aus,
c. in solche, die von der Rachenhöhle aus vorgehen,

einteilen. Nur die letztere Art des Vorgehens sei zu empfehlen, denn es handle sich ja, wie oben ausgeführt worden ist, immer nur um solche Hirnanhangstumoren, die nach unten gegen die Keilbeinhöhle zu wachsen, also gleichsam Keilbeinhöhlen-Tumoren geworden sind. Niemand würde aber einen Keilbeinhöhlen-Tumor anders als auf nasalem Wege entbinden. Immerhin dürfe nicht verschwiegen werden, daß Horsley, der bis jetzt die bei weitem größte Zahl von Hypophysis-Operationen an Lebenden ausgeführt hat (elfmal), den endokraniellen Weg vorzieht, indem er den Hirnanhang von der Schläfengegend her — wie bei der Aufdeckung des Ganglion Gasseri — in Angriff nimmt.

Die vom Vortr. angegebene nasale Methode der Freilegung der Hypophysis-Chiasmagegend besteht darin, daß znvörderst die Knochenweichteilbedeckung der äußeren Nase jederseits neben der Mittellinie gespalten und nach Art eines Türflügels nach außen umgelegt wird. Dann werden beiderseits die Muscheln und das Siebbeinlabyrinth entfernt, so daß nur das Septum übrig bleibt. Darauf wird auch dieses entweder bleibend oder temporär reseziert. Worauf die Vorderwände beider Keilbeinhöhlen vollkommen frei vorliegen. Nach Resektion des Oscicula Bertini und des Septum intersphenoidale und nach Abtragung desjenigen Stückes der Keilbeinhöhlenwand, das den Hypophysistumor deckt, kann letzterer in Angriff genommen werden. Man darf denselben indessen immer nur partiell, nie total resezieren, da völlige Abtragungen des Hirnanhangs — mindestens nach den bisherigen Ergebnissen der Vivisektion — einen lebensgefährlichen Eingriff darstellen, während partielle Entfernung, nach den Tierversuchen zu urteilen, gut vertragen wird. Auf diese Weise sei der Hirnanhang bisher einmal am Lebenden mit Erfolg (von Schlösser mit einer belanglosen Modifikation des Eröffnungsschnittes) entfernt worden.

Vortr. bespricht schließlich die Gefahr der infektiösen Meningitis. Sie sei bei dieser Methode unzweifelhaft vorhanden. Sie sei aber nicht allzuhoch einzuschätzen, denn die Nase weise in chirurgischer Beziehung den ungeheuren Vorzug auf, daß die Wundsekrete bei jeder Haltung des Kopfes unbedingt abflössen. Infolgedessen sei eine Infektion bei Nasen-Operationen, wenn nicht eine irrationelle Verbandmethode den Abfluß hindere, nahezu ausgeschlossen. Hierzu komme, daß es möglich sei, vermittelst besonderer Kunstgriffe die Meningitis-Gefahr bei der Hypophysis-Operation auf ein Minimum zu beschränken. Ein solcher Kunstgriff sei jüngst von Moszkowitz angegeben. Moszkowitz gehe zweizeitig vor. Im ersten Verfahren räume er nur die Nasenhöhle aus und pflanze einen Hautlappen von der Stirnhaut, dessen Spitze bis in die Keilbeinhöhle reicht, ein. Im zweiten Akt löse er diese Spitze wieder ab, schlage die in Frage kommende Partie der Keilbeinhöhlenwand fort, entbinde den Hypophysis-Tumor und überpflanze dann die Knochenlücke sofort wieder mit dem betreffenden Hautlappen. Vortr. empfiehlt ebenfalls zwecks Vermeidung der Meningitisgefahr zweizeitig vorzugehen, will aber im ersten Akt gleich die knöcherne Keilbeinhöhlenwand mit wegnehmen, so daß die Dura-Außenfläche in der Hypophysis-Gegend zutage liegt. Darauf solle nach einer der von der Pleurahöhle her bekannten Methoden eine circumscripte adhäsive Pachymeningitis erzeugt und erst nach deren Ablauf der Duralsack eröffnet werden, worauf der Hypophysis-Tumor entbunden werden könne, ohne daß ein Tropfen Liquor cerebrospinalis abzufließen vermag.

3) Herr v. Michel: Über halbseitige Gesichtshypertrophie.

Vortr. stellt zwei Fälle von halbseitiger kongenitaler Gesichtshypertrophie vor, und zwar eine vollständige, totale, verbunden mit Buphthalmus; und eine unvollständige, partielle, wobei das Oberlid und auch die Skleralbindehaut in der Form eines schmalen, granulationsgewebeähnlichen Streifen beteiligt waren, und verbreitet sich über das Wesen und die Ausdehnung dieser Hypertrophie. Mikroskopisch fand sich in einem excidierten Hautstück des Oberlides des ersten Falles eine kolossale Menge von Nervenzellen mit Wucherung des Endo- und Perineurium, woran die feinsten sowohl in der Kutis als in der Subkutis und der Muskularis gelegenen Nerven beteiligt waren. Im zweiten Falle waren im subconjunctivalen Gewebe Fibrome und ebenfalls Wucherungen des Endo- und Perineurium von Nerven vorhanden.

Sitzung vom 17. Oktober 1907.

1) Herr Schultz-Zehden: Die ochronosiche Fleckung.

Vortr. stellte einen Fall von ochronosischer Fleckung der Augen vor und sprach an der Hand dieses und der in der Literatur veröffentlichten Fälle über die Art, in der das Auge von der Ochronose befallen wird. In seinem Falle waren an jedem Auge zwei Pigmentflecken innerhalb der freien Lidspalte zwischen innerem Lidwinkel und Hornhautrande und äußerem Lidwinkel und Hornhautrande vorhanden. Die Flecken waren streifenförmig, ebenholzschwarz und apostrophierten gleichsam das Augenfenster. Die Entfernung vom Hornhautrande betrug 3—4 mm. Vortr. hat im vorigen Jahre einen zweiten Fall von Ochronose gesehen, bei dem in Lage und Form genau dieselben Pigmentierungen am Sehorgan vorhanden waren. Er fand ferner, daß auch die von anderer Seite veröffentlichten Fälle eine Übereinstimmung in der Pigmentierung des Auges boten. In allen Fällen, in denen eine ochronosische Verfärbung des Sehorgans beobachtet worden war, waren die Lederhäute Sitz der Pigmentierung. In allen Fällen war die Lederhaut nur fleckweise, nicht total pigmentiert. In allen Fällen saßen die ochronosischen Flecken innerhalb der freien Lidspalte zwischen den Lidwinkeln und dem Hornhautrande, 3—4 mm vom Hornhautrande meist entfernt. In allen Fällen waren die Flecken von dunklerer Färbung.

Vortr. hebt diese Übereinstimmung für die allgemeine Differentialdiagnose hervor.

2) Herr v. Michel: Coccidien der Lidhaut.

Vortr. zeigt mikroskopische Präparate der Coccidiosis japonica der Augenlider. Die Präparate wurden ihm von Herrn Prof. Ernst in Heidelberg überlassen. Nähere Angaben über die Art des Inhalts sowie über einen event. Zwischenwirt konnten nicht gemacht werden. Die Coccidien sind in größeren Haufen, sehr selten vereinzelt, in der ganzen Dicke des Lides vorzugsweise in der hinteren Hälfte anzutreffen. Ihr Inhalt ist teils herausgefallen, teils sind sie feinkörnige Protoplasmen und mehrere Kerne nur sichtbar. Die Veränderungen bestehen in einer blauwelligen, bald mehr diffusen bald mehr herdartigen Infiltration der Haut, vor allem aber in einer bindegewebigen, teilweise papillären Wucherung in den submukösen Schichten der Bindehaut. Die Coccidien des Lides besitzen die größte Ähnlichkeit mit den in der Kaninchenleber gefundenen, und zum Vergleich demonstriert der Vortr. das Präparat einer solchen Coccidienleber, wobei als Hauptveränderung eine drusige Wucherung der Leberzellen erscheint, die als Cystoma papilliferum zu bezeichnen ist. Die Coccidien finden sich zuweilen zwischen den schlauchartigen Wucherungen.

3) Herr Adam: Eine neue Behandlungsmethode der Augen-Blennorrhoe der Erwachsenen.

Die übliche „klassische" Behandlungsmethode mit Argentum nitricum, antiseptischen Spülungen usw. gibt zwar bei der Blennorrhoe der Kinder vorzügliche Resultate (bei 97 an Blennorrhoe erkrankten Kinderaugen trat in keinem Fall eine Komplikation von seiten der Hornhaut auf); bei der Blennorrhoe der Erwachsenen versagt sie völlig. Auch die Kalt'schen sogen. „großen Irrigationen" ergeben, wie eine Arbeit aus der v. Hippel'schen Klinik vor kurzem ausführte, absolut kein besonders günstiges Resultat.

Die neue Behandlungsmethode perhorresziert während der Zeit der akuten

Erkrankung die Irrigationen und das Argentum völlig; sie beschränkt sich auf das Einstreichen von Bleno-Lenicet-Salbe und das Abwischen des äußeren sichtbaren Sekrets. Die Bleno-Lenicet-Salbe besteht aus Lenicet (einem polymerisierten, staubfeinem, essigsaurem Tonerdepräparat) und Euvaselin (einer durch Zusatz von Ceresin gefestigten, in ihren Schmelzpunkt erhöhten Vaseline). Durch letztere wird der Hornhaut eine vorzügliche, wenigstens zwei Stunden anhaltende Schutzdecke gewährt, während durch das Essigsäure abspaltende Lenicet eine Koagulation des Sekrets und eine ganz auffallende Verminderung desselben herbeigeführt wird. Unter zwölf Fällen, die in dieser Weise behandelt wurden, erkrankten zwei an Epitheldefekten, die unregelmäßig heilten und dadurch die Sehschärfe auf 1/3 des normalen herabsetzten und nur einer an einem wirklich perforierenden Ulcus, das schließlich die Sehschärfe auf Fingerzählen in 3 m beschränkte. Neun von diesen Fällen gingen aber mit völlig intakter Cornea aus der Behandlung hervor.

Im einzelnen gestaltet sich die Behandlung folgendermaßen:

a) Einstreichen der 10 Proz. Bleno-Lenicet-Salbe (in Tuben erhältlich) 2 stündlich (Tag und Nacht) und Abwischen des äußerlich sichtbaren Sekretes mit feuchten Wattetupfern. Um möglichst viel von der Salbe in das Auge zu bringen, lüftet man das Oberlid, indem man dasselbe an den Cilien abzieht und gleichzeitig den Patienten stark nach abwärts blicken läßt, und streicht die Salbe mittels Glasstäbchen bohnengroß zwischen Bulbus und Lid ein.

Hat die Sekretion beträchtlich abgenommen, dies pflegt nach 3—4 Tagen der Fall zu sein, so benutzt man

b) die 5 Proz. Bleno-Lenicet-Salbe, die man 3—4 mal täglich (eventuell auch nachts) in der gleichen Weise einstreicht.

Hat nach etwa 14 Tagen (eventuell später) die eitrige Sekretion völlig sistiert, so nimmt man

c) reine Euvaseline als Schutz für die Hornhaut und instilliert 1 mal täglich 1 Tropfen $^1/_4$ proz. Arg. nitricum zur Bekämpfung der anschließenden katarrhalischen Bindehautentzündung.

Sitzung vom 21. November 1907.

1) Herr Ginsberg: Retinale Pigmentierung des Sehnerven.

Vortr. zeigt Präparate eines Falles von Leukosarkom der Aderhaut, bei welchem massenhaft mit typischem retinalem Pigment gefüllte Zellen sich im Opticusstamm bis ca. 4 mm hinter der Lamina cribrosa fanden. Meist sind es große rundliche Zellen, die in den Maschenräumen liegen; diese sind als Pigmentepithelien anzusprechen. Außer diesen finden sich spärlich Leukozyten und Bindegewebezellen mit retinalem Pigment, diese zum Teil in den Septen und an einer Stelle der Pialscheide.

Die Pigmentepithelien sind wohl nicht passiv in den Nervenstamm hineingeschwemmt, sondern aktiv eingewandert. Der Weg läßt sich deutlich verfolgen, indem ein neugebildetes gleiches Gewebe, welches direkt an der Papille die Außenfläche der abgelösten Netzhaut mit der Tumor-Oberfläche verbindet, ferner das angrenzende Netzhautstück bis zur Lamina stark von Pigmentepithelien durchsetzt ist.

Eine Ursache für dieses Eindringen der Pigmentepithelien in den Sehnervenstamm konnte Vortr. nicht auffinden.

2) Herr W. Thorner: Zur Myopie-Frage.

Der Einfluß der Nahearbeit auf die Entwicklung der Myopie ist, abgesehen von der exzessiven Form, die wahrscheinlich anderen Gesetzen folgt, durch viele Statistiken mit Sicherheit nachgewiesen. Die Nahearbeit ist zwar nicht die einzige Ursache der Myopie, aber ein zu ihrer Entwicklung notwendiger Faktor. Über das eigentlich schädigende Moment der Nahearbeit gehen die Ansichten noch sehr auseinander. Hierüber bestehen hauptsächlich 4 Theorien, die Akkommodationstheorie, die Konvergenztheorie, die Rollmuskeltheorie und die Sehnervenzerrungstheorie. Vortr. geht ausführlich auf diese Theorien ein und führt außer den schon bekannten Einwänden gegen die Konvergenztheorie an, daß die Seitenwendung an sich bei der Konvergenz eine viel geringere ist, als sie sonst ohne Nahearbeit fast dauernd auftritt, und daß es nicht erwiesen ist, daß die Muskeln bei der Konvergenz anders in Tätigkeit treten, als bei der gleichen Seitenwendung, wenn sie parallel der Bewegung des andern Auges geschieht. Gegen die Rollmuskeltheorie wendet Vortr. noch ein, daß nach den Untersuchungen von Ritzmann 1875 beim Blick nach abwärts die Hauptneigung vom Kopf und dem ganzen Körper übernommen wird, die Blickrichtung aber nur wenig nach unten gesenkt ist. Da diese Theorien nicht überzeugend ein einziges schädliches Moment nachweisen, so kommt wohl jeder eine gewisse Berechtigung zu; es ist aber notwendig, auch sonstige Eigentümlichkeiten der Nahearbeit zu berücksichtigen. Vortr. greift dann auf eine Beobachtung von Cohn zurück, daß Uhrmacher auffallend selten myopisch werden. Diese Beobachtung hatte Stilling und Gerloff zu der Annahme geführt, daß kurze, wechselnde Kontraktionen der Muskeln besonders geeignet sind, die in den angeführten Theorien ausgesprochenen Schädigungen zu verstärken. Bei der Untersuchung der Augenbewegungen hat man meist nur die Blickbahnen nnd die Gesamtexkursionen berücksichtigt, während die spezielle Zusammensetzung der Bewegung im einzelnen nicht festgestellt wnrde. Nur wenige Beobachtungen existieren hierüber. Es liegt dies daran, daß diese kleinsten Bewegungen mit bloßem Auge sehr schwer zu beobachten sind und leicht unnatürlich werden, wenn die Aufmerksamkeit des Beobachteten neben dem Objekt auf den Untersucher gerichtet ist. Vortr. benutzt zur Beobachtung dieser Bewegungen den von ihm konstruierten Augenspiegel, indem unter Leitung des rechten Auges eine Nahearbeit ausgeführt wird, während am linken Augenhintergrunde die Mitbewegungen in starker Vergrößerung gesehen werden. Das rechte Auge sieht in ein besonders konstruiertes Prisma die auf dem Tisch liegenden Gegenstände grade vor sich. Vortr. unterscheidet nun kontinuierliche und diskontinuierliche Augenbewegungen. Ersteres sind langsame, gleitende, letzteres stoß- oder sprungartige Bewegungen. Ebenso wie bei jeder Maschine schnell hin und her gehende Teile einer stärkeren Abnutzung unterliegen, als gleichmäßig rotierende, so kann man sich rein mechanisch vorstellen, daß diskontinuierliche Bewegungen eher eine Zerrung an der Sklera auszuüben imstande sein werden, als kontinuierliche. Durch das Beharrungsvermögen haben die einzelnen Teile der Sklera und der Opticusstamm das Bestreben, die einmal begonnene Bewegung fortzusetzen. Wird diese plötzlich zum Stillstand gebracht, so muß eine Erschütterung in den hinteren Skleralpartien und eine Zerrung an der Papille die Folge sein. Bei kontinuierlichen Augenbewegungen findet dieses nicht statt. Die Augenbewegungen sind stets diskontinuierlich, und werden nur unter zwei Bedingungen kontinuierlich: 1. wenn ein stillstehendes Objekt fixiert wird, und der Kopf resp. Körper sich bewegt. 2. Wenn ein sich bewegendes Objekt fixiert wird.

Beim Gehen, sowie allen nicht zur Nahearbeit gehörenden Beschäftigungen werden die diskontinuierlichen Augenbewegungen möglichst vermieden, indem das Fixationsobjekt nur in längeren Intervallen von mehreren Sekunden Dauer gewechselt wird. Das Lesen findet dagegen nur in diskontinuierlichen Bewegungen statt. Vortr. zählt bei einem geübten Leser 7 sprungartige Bewegungen in der Sekunde, also in der Stunde mehr als 25000. Es kann nicht kontinuierlich gelesen werden, da zur Auffassung eines Objektes ein kurzer Stillstand des Bildes auf der fovea notwendig ist. Beim Schreiben fand Vortr. ähnliche Vorgänge wie beim Lesen, aber nur in der Sekunde $1-1^1/_2$ Sprünge. Dasselbe war beim Zeichnen der Fall. Dagegen ergaben die in der Schule geübten Handarbeiten, wie Nähen, Sticken, Häkeln fast nur kontinuierliche Bewegungen oder Stillstand der Augen. Es ist deshalb dem Lesen die Hauptschuld an der Entwicklung beizumessen. Dies stimmt auch mit der Beobachtung überein, daß nur solche Berufe stark zur Myopie neigen, bei denen vieles Lesen erforderlich ist. Vortr. fand ferner, daß die Anzahl der sprungweisen Bewegungen beim Lesen für dieselbe Person stets gleich bleibt, woraus folgt, daß mit der Annäherung des Textes das mechanische Moment der Zerrung im Quadrat der Annäherung zunimmt. Bei Myopen kommen außer dieser Schädlichkeit auch die weitere Entfernung des hinteren Poles vom Drehpunkt und die dadurch größer werdenden Exkursionen in Betracht. Endlich läßt sich aus dieser Annahme auch eine Erklärung für die etwas stärkere Neigung des rechten Auges zur Myopie ableiten, weil die zerrende Wirkung im Fundus, da die Sprünge stets nach links geschehen, in beiden Augen in verschiedener Weise stattfindet. Vortr. fordert endlich zu weiteren statistischen Untersuchungen auf, ob bei der zur Entwicklung der Myopie führenden Beschäftigung kontinuierliche oder diskontinuierliche Augenbewegungen stattgefunden haben, und sieht eine wesent. liche Vereinfachung der Prophylaxse voraus, wenn es sich bestätigen sollte, daß das Lesen weit schädlicher als alle übrigen Nahearbeiten ist.

3) Herr Köllner demonstrierte einen Patienten, der an einem Konvergenz-, Sphincter- und Akkommodationskrampf litt. Zeichen eines organischen Nervenleidens waren nicht vorhanden, dagegen fanden sich Krämpfe im Gebiete des oberen Facialis, ferner halbseitige Verschiedenheit der Schmerzempfindung, Druckpunkte, von denen aus der Krampfzustand zeitweilig zum Aufhören gebracht werden konnte. Vor 2 Jahren war ein Unfall (Kopfverletzung) vorhergegangen. Die Diagnose wurde auf eine traumatische Hysterie gestellt. Aggravation lag wahrscheinlich nicht vor, ließ sich jedoch nicht mit Sicherheit ausschließen.

4) Herr Adam stellt eine Patientin mit pulsierendem Exophthalmos vor.

Pat. war vor 9 Jahren an einem Orbitaltumor operiert worden, der entweder ein Sarkom oder Endotheliom war. Seit $1^1/_2$ Jahren ist der Bulbus wieder vorgetrieben. Mit Anwendung einiger Kraft ist der Bulbus zurückdrängbar, aus der Tiefe empfängt er Pulsationen, die synchron mit dem Radialispuls sind. Ein Exophthalmos pulsans in dem Sinne eines Aneurysma arterio-venosum ist es nicht, dafür fehlt das Sausen im Auge und in der entsprechenden Schädelhälfte, auch verschwindet die Pulsation bei Kompression der Carotis nicht.

Ein solider Tumor kann er auch nicht sein, wenn man nicht annehmen will, daß der Tumor die Wände der Orbita bereits arrodiert habe und sich in eine Nebenhöhle oder die Schädelhöhle zurückdrängen lasse. Besonders die letzte Ansicht hat etwas für sich, — die Nebenhöhlen sind intakt — weil hierdurch gleichzeitig die Pulsation als fortgeleitete Hirnpulsation erklärt werden könnte. Um die Pulsation als solche eventuell zu erkennen, legte Vortr. der Pat. eine Stau-Binde um den Hals, weil Dönitz beschrieben hat, daß bei Anlegen einer Stau-Binde die Gehirnpulsation erheblich abnehme, jedoch war eine Verminderung der Pulsation nicht zu bemerken; so daß man auch diese Annahme fallen lassen kann.

Es bleibt nur noch ein Gefäßtumor übrig. Zur Unterscheidung, ob im wesentlichen venös oder arteriell, wurde Pat. mit hängendem Kopf untersucht und ihr durch forcierte Seitenwendung des Kopfes die Jugularis komprimiert; eine Zunahme des Exophthalmos war nicht zu bemerken, also ein venöser Tumor nicht wahrscheinlich. Mit Rücksicht auf den immerhin nicht geringen Widerstand, den der Bulbus beim Zurückdrängen findet, ist die Annahme eines reichliche arterielle Gefäße führenden Tumors, also etwa eines Angiosarkoms, am wahrscheinlichsten.

Sitzung vom 19. Dezember 1907.

1) Herr Napp stellt einen Patienten vor, der neben tuberkulösen Veränderungen am Bulbus an einer Tuberkulose der Bindehaut mit sehr tiefgreifender Geschwürsbildung leidet. Diese Geschwürsbildung hat Veranlassung zu einer bakteriologischen Untersuchung des Bindehautsackes gegeben. Dabei fand sich kulturell ein als nicht pathogen bekannter Pilz „Mucor stolonifer“,[1] der bisher im Conjunctival-Sekret noch nicht beobachtet wurde. Mit der Geschwürsbildung hatte jedenfalls sein Vorkommen nichts zu tun, denn sowohl pathologisch-histologisch, wie durch pro-diagnostische Blut-Untersuchung, vorgenommen durch Herrn Dr. Leber, konnte festgestellt werden, daß bei dem Patienten Tuberkulose vorliegt. Ebenso stellte sich eine lebhafte lokale Reaktion bei der Anwendung von Koch'schem Tuberkulin ein.

2) Herr Kowalewski: Syphilitischer Primäraffekt an der Übergangsfalte des oberen Augenlides. (Krankenvorstellung.)

26jähriger, kräftiger Arbeiter, der niemals ernstlich krank gewesen sein will, wurde seit 3 Monaten wegen eines beiderseitigen Bindehautkatarrhs ärztlich behandelt; nach einer vor 3 Wochen plötzlich auftretenden Verschlimmerung auf dem linken Auge suchte er spezialärztliche Hilfe auf.

Befund: das linke obere Augenlid ist sehr geschwollen, so daß bei dem Versuch, das Auge zu öffnen, trotz sichtbarer Kontraktion des Musculus frontalis, die Lidspalte nicht geöffnet werden kann; in geringerem Grade betrifft dies Ödem auch das Unterlid. Nach recht mühsamer Ektropionierung des Oberlids tritt an der nasalen Hälfte der Übergangsfalte ein 1 cm langes, $^1/_2$ cm breites Geschwür mit derben Rändern und speckig belegtem Grund zutage. Auf der Bindehaut des Unterlids sitzt an entsprechender Stelle ein $^1/_2$ cm im Durchmesser großes Abklatsch-Geschwür. Die Drüsen vor dem Ohre, am Kieferwinkel und zum Teil auch unterhalb des Unterkiefers und an der linken Halsseite sind beträchtlich vergrößert, nicht schmerzhaft. Abstrichpräparate von der Geschwürsfläche enthalten die Spirochäta pallida — wovon ein Präparat demonstriert wird —; die prodiagnostische Blutuntersuchung, welche in Prof. Lesser's Klinik vorgenommen wird, fällt positiv für Lues aus.

---

[1] stolo, Wurzelschößling. H.

Diagnose: Initialsklerose an der oberen Übergangsfalte des linken Auges. Der Infektionsmodus ist unbekannt. Vermutlich hat während des bestehenden Bindehautkatarrhs ein Epitheldefekt in der Conjunctiva bestanden oder ist durch die mehrfache Ektropionierung und Touchierung von seiten des Arztes künstlich geschaffen worden. Die an Lues leidende Gattin soll des öfteren den Patient auf das Auge geküßt, auch ihm ins Gesicht gespieen — seit 6 Wochen befinden sich die Eheleute in Scheidung — haben. Jedenfalls bildet am Auge die obere Übergangsfalte wegen ihrer geschützten Lage höchst selten die Eingangspforte für das syphilitische Virus.

3) Herr Fritz Schoeler: Demonstration: Ein seltener Befund bei Keratitis parenchymatosa tuberculosa.

Das 11jährige Mädchen war schon 3 Wochen lang vorher in andrer Behandlung gewesen und kam vor etwa 4 Wochen in die Klinik. Bei der Aufnahme bestand auf dem rechten Auge eine beginnende Keratitis parenchymatosa ohne Besonderheiten. Auf dem linken Auge war die ganze oberflächliche Hornhautschicht in ein weiches, graues, reichlich gefäßdurchzogenes Gewebe verwandelt, das sich in Falten legte und mit dem Lide verschieblich war. Am unter Hornhautrande hing dieses Gewebe wie ein Sack über den Limbus herab. Die Lymphdrüsen des Halses waren geschwollen. Das Mädchen reagierte auf kleinste Dosen von Alt-Tuberkulin (0,027 mg) mit hohem Fieber. — Aus dem überhängenden, sackartigen Hornhautgewebe wurde ein schmales, etwa halbmondförmiges Stück mit schmalem Messer und Schere ausgeschnitten. Es floß dabei kein Kammerwasser ab, folglich handelte es sich nur um die oberflächlichen Schichten der Hornhaut, die von der Umbildung in dieses weiche, auf der Unterlage verschiebliche Gewebe betroffen waren. Unter dem Mikroskop zeigte ein Teilchen des ausgeschnittenen Stückes, das frisch untersucht wurde, den Charakter reinen Granulationsgewebes.

Eine Änderung hat seit der Behandlung am rechten Auge kaum stattgefunden, am linken hängt das Gewebe seit der Ausschneidung nicht mehr so weit sackartig über den Limbus hinüber.

4) Hierauf hält Herr Köllner einen Vortrag über die klinische Diagnose der erworbenen Violettblindheit.

Der Vortr. weist zunächst darauf hin, daß es sich bei der erworbenen Violettblindheit ebenso wie bei der angeborenen Rot- und Grünblindheit um ein dichromatisches Farbensystem handelt. Es liegen bisher 10 genauere physiologische Untersuchungen über das violettblinde System vor, 5 von König und 5 vom Vortr. Zu unterscheiden davon ist die Absorption blauer und violetter Lichter beispielsweise, wenn durch ein gelbes Glas gesehen wird. Für die Diagnose der Violettblindheit kommt in erster Reihe ihr Auftreten im Gesichtsfeld in Betracht. Es handelt sich um Skotome von ziemlich scharfer Begrenzung und sehr veränderlicher Größe. Diese Skotome können völlig verschwinden und brauchen nicht mit einer Herabsetzung der Sehschärfe einherzugehen. Beobachtet ist das Auftreten von Violettblindheit bei der Ablatio retinae, wo sie fast in allen Fällen vorhanden ist, bei Retinitis albuminurica, bei Retinitis diabetica specifica, bei Neuritis optica, besonders den Formen, die mit stärkerem Ödem einhergehen, und bei Chorioretinitis mit Beteiligung der Netzhaut. Auch bei Glaukom vor dem Auftreten von Netzhaut-Blutungen ist Violettblindheit beobachtet worden. Der dia-

[1] Vgl. Kowalewski: Verhandlungen der Berliner ophthalm. Gesellschaft 1905, S. 12, und Deutsche med. Wochenschrift 1905, Nr. 52.

gnostische Wert liegt darin, daß die Violettblindheit dem ophthalmoskopischen Bilde vorausgehen kann. Ihr Vorhandensein beweist das Vorliegen eines exsudativen Prozesses innerhalb der Netzhaut, dagegen kann man aus ihrem Fehlen keinerlei diagnostische Schlüsse ziehen. Für die Farbenprüfung kommt für den Kliniker in Betracht a) die veränderte Benennung der Farben: gelb wird rosa, weiß oder lila, blau grünlich genannt. Am zweckmäßigsten ist hierfür das Perimeter, die Wollproben eignen sich wegen ihrer Größe in beginnenden Fällen nicht; b) die subjektiven Klagen des Patienten über Farbigsehen, nämlich Violett- und Grünlichsehen. In vielen Fällen läßt sich mit dem weißen Perimeterobjekt diese Störung ebenfalls nachweisen; c) die Anwendung von Scheingleichungen zwischen zwei Farben; hierbei kommt im wesentlichen grün, blau und violett in Betracht. Man kann diese Scheingleichungen mit den entsprechenden Apparaten, auch einfach durch verschiedene Papierpigmente herstellen. (Vortr. demonstriert derartige Gleichungen mit dem Farbenkreisel.) Zu beachten ist dabei, daß blau und violett außerordentlich dunkel erscheinen.

Mit diesen Methoden wird es im allgemeinen gelingen, die Diagnose mit Wahrscheinlichkeit zu stellen, gesichert kann sie nur mit Spektralapparaten werden.

Die Stilling'schen und Nagel'schen Tafeln versagen meist, die Wollproben eignen sich nur in Fällen mit sehr ausgedehnter und lange bestehender Violettblindheit.

Der Vortr. bespricht dann noch die Differentialdiagnose gegenüber der einfachen Absorption durch gelbe Medien und gegenüber der angeborenen Violettblindheit.

5) Herr W. A. Nagel macht Mitteilung von einem Bericht über häufiges Vorkommen von akuter Hemeralopie in Indien, den Professor Fröbes in Valkenburg (Holland) zur Verfügung gestellt hat. Es scheint sich um plötzlich auftretende und ebenso schnell verschwindende höchstgradige Hemeralopie zu handeln, für die Blendung als Ursache angenommen wird. Genuß von Leber und Herz verschiedener Tiere gilt als Heilmittel.

6) Herr Nagel berichtet ferner über eine ausgedehnte Versuchsreihe über Pupillenweite und Licht-Empfindlichkeit, in der Herr H. S. Langfeld festzustellen suchte, ob bei den nicht seltenen Personen mit auffallend weiten Pupillen die Augen sonstige, hiermit zusammenhängende Eigentümlichkeiten zeigen. Verglichen wurden Personen, die im 3. und 4. Jahrzent standen (die älteste 36 Jahre) und mit Ausnahme von 2 Myopen (— 4 D) alle emmetrope Refraktion hatten. Gerade diese Myopen hatten enge Pupillen. Bei sehr großen Pupillen kamen alle Arten von Irisfärbung vor. Eine Unterempfindlichkeit gegen langwelliges Licht, an die zu denken war, weil die auffällige Pupillengröße sich besonders bei Lampenlicht zeigt, bestand nur bei einer Versuchsperson, die rot-anomal ist, die übrigen waren normale Trichromaten und ein Deuteranop. Einige Personen mit weiten Pupillen zeigten auffallende Blendbarkeit, andere gar nicht, wohl aber andererseits eine Person mit besonders enger Pupille. Blendungsschmerz und leichte Blendbarkeit hängen nicht zusammen, das eine kann ohne das andere vorkommen. Vergleichende Bestimmung der Schwellenwerte im Zustande der Hell- und der Dunkeladaptation stößt auf Schwierigkeiten, weil die einfallenden Lichtmengen bei ungleicher Pupillengröße stark verschieden sind. Die Versuche ergaben denn auch ein ziemlich regelloses Bild. Nur das ist mit einigem Vorbehalt hinsichtlich der Verallgemeinerung zu sagen,

daß die Personen mit enger Pupille eine etwas schnellere und ausgiebigere Dunkeladaptation zu haben schienen, als ceteris paribus die mit sehr großen Pupillen.

7) Herr Nagel berichtet weiter über Versuche von Herrn A. Boltunow über Sehschärfe in farbigem Licht. Beabsichtigt war vor allem der Vergleich der Sehschärfe bei weißem und einzelnen farbigen Lichtern von gleicher Helligkeit. Dasselbe hatte A. König unter Verwendung der Messungen von Uhthoff, und ebenso später Örum angestrebt, doch hatten diese Autoren kein hinreichend sicheres Verfahren, um gleiche Helligkeit verschiedener Farben zu erzielen. König ging bei seinen Berechnungen sicher von einer unrichtigen Voraussetzung aus, indem er die Helligkeitsverteilung des Trichromaten und des Deuteranopen im Spektrum als gleich annahm, was nicht zutrifft.

Boltunow hat die Methode der Flimmerphotometrie benutzt, um subjektiv gleich helle Lichter zu erhalten, und zwar verwandte er ein neues Differenzial-Flimmerphotometer von Fr. Schmidt und Haensch. Als Sehzeichen diente teils ein Landolt'scher C-Ring, farbig auf schwarzem Grunde, teils ein Punktmuster, ebenfalls auf schwarzem Grunde gesehen. Zunächst ergab sich mit dem C Ring die größte Sehschärfe für Weiß, die kleinste für Rot, eine mittlere für Grün, bei dem Punktmuster Maximum für Rot, Minimum für Grün, Weiß in der Mitte. Weitere Versuche zeigten, daß diese Differenz der beiden Methoden auf der ungleichen Lichtmenge beruht, die von den transparenten Sehzeichen durchgelassen wurden. Die Sehschärfe für Grün auf schwarzem Grunde nimmt nämlich unterhalb des Optimums mit abnehmender Lichtintensität schnell ab, für Rot sehr viel weniger.

Weitergehende Schlüsse sind aus den Versuchen, die fortgesetzt werden, zur Zeit noch nicht zu ziehen.

8) Herr G. F. Nicolai (Berlin) (a. G.) spricht über Versuche, die Bedingungen des Blendungsschmerzes messend zu verfolgen, die Herr Feilchenfeld und er im Berliner Physiologischen Institut angestellt.

Man kann den Einfluß der örtlichen und zeitlichen Ausdehnung des Lichtreizes auf den Blendungsschmerz bestimmen, ohne vorher irgendwelche Annahmen über die Natur des Blendungsschmerzes zu machen, ja ohne selbst die Tatsache des Blendungsschmerzes bedingungslos zuzugeben. Es handelt sich dann eben um die Bestimmung der Bedingungen, unter denen das zweifellos vorhanden angenommene Gefühl auftritt, das eine zu intensive Lichterscheinung immer begleitet. Ich konnte das Vorhandensein des Blendungsschmerzes, wie es Feilchenfeld in dem folgenden Aufsatz schildert, nicht in demselben Maße bestätigen. Während Feilchenfeld angibt, einen wirklichen Blendungsschmerz zu empfinden, den er in das Auge lokalisiert, habe ich nur im allgemeinen ein Unlustgefühl empfunden. Erst dann, wenn die Blendung so groß wird, daß ich die Augen absolut nicht offen zu halten imstande war, — es trat dies bei mir und den uns zu Gebote stehenden Blendungsmitteln (Sonne!) nur nach längerer Dunkel-Adaptation ein — fühle ich bei dem Versuch, die Augen gewaltsam zu öffnen, bzw. offen zu halten, einen wirklichen Schmerz, den ich deutlich in die Augenlider lokalisierte, und den ich mit der schmerzhaften Empfindung vergleichen mußte, die auftritt, wenn man irgend einen anderen Muskel gegen einen unüberwindlichen Widerstand gewaltsam zu kontrahieren sich bemüht. Wenn ich dem Impuls, die Augen wieder zu schließen, nachgab, fühlte ich keinen Schmerz. Mit dieser Einschränkung sei auch im Folgenden vom

Blendungsschmerz gesprochen. Für mich bedeutet dieser, daß das Licht mir merklich unangenehm war.

Im übrigen ergab die Untersuchung, daß sich die Intensität, bei welcher Schmerz- bzw. Unlustgefühl beginnt, in häufig wiederholten, unter gleichen Bedingungen angestellten Versuchen mit einer unerwartet großen Genauigkeit bestimmen läßt. Und zwar zeigte sich weiter, daß diese Grenze für uns beide annähernd an derselben Stelle lag.

Wir haben einmal diejenige Lichtintensität zu bestimmen gesucht, welche bei Hell- und bei Dunkel-Adaptation blendend wirkte. Zum Zwecke der Hell-Adaptation blickten wir 15 Minuten gegen ein, durch Bogenlicht beleuchtetes weißes Laken. — Die Dunkel-Adaptation wurde durch $^3/_4$ stündigen Aufenthalt im Dunkelraume hergestellt. Die Variierung der Intensität des Blendungslichtes erfolgte durch Verschiebung einer Auerlampe gegen eine im Papprahmen eingelassene Mattglasscheibe, auf welche wir in 25 cm Entfernung blickten. Es ergab sich in mehrfachen Versuchen, daß für uns beide bei Hell-Adaptation Blendung auftrat, wenn die Lampe der Mattglasscheibe auf 10 bis 15 cm genähert wurde. Bei Dunkel-Adaptation ist natürlich nur der erste Moment, in welchem das Licht sichtbar wird, mit den Hell-Adaptations-Bestimmungen vergleichbar, und man muß daher die Versuche häufen. Bei derselben Anordnung und einer Expositionsdauer von 2 Sekunden ergab sich, daß die Unlustschwelle bei Dunkel-Adaptation eine hundertfach geringere objektive Lichtempfindlichkeit erfordert, als bei Hell-Adaptation. Weiter zeigte sich, daß, wenn man die dunkel adaptierten Augen einzeln prüfte, die Blendung des zuerst exponierten Auges durchweg bei einer sehr viel geringeren Lichtintensität erfolgte, als zur Blendung des gleich darauf exponierten Auges nötig war, obwohl der Adaptationszustand beider Augen im Momente der Exposition doch zweifellos annähernd derselbe war.

In bezug auf den Einfluß der Expositionsdauer zeigte es sich, daß eine gewisse Mindestdauer notwendig ist; bei gar zu kurzen Lichtreizen trat selbst bei höchster Intensität niemals Schmerz und bei mir auch niemals Unlust auf; so soll auch der Blitz niemals Blendungsschmerz verursachen. Wenn andrerseits der Reiz einigermaßen lange dauert, so nimmt der Blendungsschmerz sicherlich ab, wohl infolge einer gewissen Adaption des Auges. Es liegt nahe, hierbei an die analogen Verhältnisse bei der Reizung eines Nerven durch den elektrischen Strom zu denken.

Besonders deutlich wird der Umstand, daß nicht sowohl die Dauer des Lichtes, sondern der erste Einfall des Lichtes Schmerz hervorruft, wenn der Lichtreiz nicht kontinuierlich, sondern in Intervallen wirkte. Es gelang regelmäßig bei einer genügend großen Zahl von Wiederholungen unterschmerzlicher Lichtreize — wenn sie nicht gar zu tief unter der Schwelle lagen — Blendungsschmerz hervorzurufen, trotzdem doch zweifellos hierbei weniger Licht das Auge traf, als wenn der Lichtreiz dauernd gewirkt hätte. Zur Erzeugung des Blendungsschmerzes sind naturgemäß um so weniger Wiederholungen notwendig, je intensiver der Reiz ist. — Gerade dieser Umstand erlaubt sehr sichere numerische Bestimmungen, und dürfte sich als die beste Methode zum quantitativen Studium des Blendungsschmerzes erweisen und könnte dazu dienen, manche interessante Tatsache festzustellen (Optimum der Frequenz, Optimum der Dauer des Einzelreizes usw.).

Auch dies Verhalten ist durchaus entsprechend den analogen Verhältnissen bei mehrfacher Nervenreizung.

In Bezug auf den Einfluß der Flächengröße ergab sich, daß große Flächen geringere Lichtintensität erfordern als kleine. Bei den Extremen ist dies außerordentlich deutlich: ein kleines Loch, durch das man eine sehr helle Wolke betrachtet, ist nicht blendend, dagegen blendet der gesamte Wolkenhimmel selbst noch an trüben Tagen.

Wenn man die Größe der belichteten Netzhautstelle dadurch verdoppelt, daß man binokular beobachtet, so wirkt dies in Bezug auf das Auftreten des Blendungsschmerzes mehr, als die objektive Verdoppelung, und zwar ist bei monokularer Beobachtung erst der 16fache Reiz etwa ebenso schmerzhaft als der einfache, binokular beobachtete. Hierauf beruht die Gewohnheit, im blendenden Licht ein Auge zu schließen. Die Sehdeutlichkeit wird hierdurch fast gar nicht, der Blendungsschmerz erheblich herabgesetzt.

Abgesehen von dem tatsächlichen Wert des Mitgeteilten scheinen mir die Befunde vor allem deshalb interessant, weil sie ganz deutlich zeigen, daß der Adaptationszustand des Auges nicht durch Schwellenbestimmungen allein auch nur einigermaßen erschöpfend geschildert werden kann, denn wenn, wie oben gesagt, die Blendungs-Empfindlichkeit auf das 100fache wuchs, wuchs gleichzeitig die Empfindlichkeit seiner Schwellenwerte um mehr als das 100fache. Für die praktische Bewertung der Adaptation kommt aber die Blendung mindestens ebenso in Betracht, wie die Schwelle der Empfindlichkeit.

Dies gewinnt eine erhöhte Bedeutung, weil ich auf Grund von Versuchen, die ich gemeinsam mit S. Rabinowitsch angestellt, nachweisen konnte, daß bei gleicher Schwellenempfindlichkeit ein sehr verschiedener Adaptationszustand vorhanden sein kann; es scheint daher, daß in der Tat die von Aubert eingeführten Schwellenkurven nicht zur Bestimmung des jeweiligen Adaptationszustandes genügen.

Auch sonst ergaben sich mehrfache Parallelen zwischen den Resultaten der genannten Arbeit und unseren jetzigen Feststellungen. So konnte der in Bezug auf die Blendung ganz zweifellos konstatierte Einfluß des einen Auges auf das andere in sehr viel geringerem Grade auch für die Empfindlichkeitsschwelle wahrscheinlich gemacht werden.

Weiter hatte sich bei einer genauen Schwellenbestimmung herausgestellt, daß eine kurz dauernde Belichtung nicht wie man erwarten sollte, die Schwellenempfindlichkeit herabsetzt, sondern für kurze Zeit zu steigern scheint. Auch dies trifft, wie wir gesehen haben, im ausgesprochensten Maße für die Blendung zu. Doch muß in Bezug auf weitere Einzelheiten auf die demnächst erscheinende Dissertation von S. Rabinowitsch verwiesen werden.

9) Herr H. Feilchenfeld: Über den Sitz des Blendungsschmerzes.

10) Herr Adolf Gutmann zeigt mittels des Projektions-Apparates zunächst pathologisch-anatomische Präparate dreier Fälle von Papilloma carunculi lacrymalis.

Im ersten Fall bestand das Rezidiv eines früher entfernten Papilloms bei einem etwa 3jährigen Kinde: man sah im Präparat den typischen histologischen Bau der Karunkel, von deren Grundsubstanz unmittelbar baumastförmig die Zotten mit dickem Epithelmantel und axialem Gefäß ausgingen. Im zweiten Präparat, von einer 31jährigen stammend, war außerordentlich reichliche Zottenverästelung vorhanden und tiefe dicht nebeneinander liegende Oberflächenfalten. Das dritte zeigte den großen Blutreichtum dieses Papilloms: zahlreiche große dünnwandige Gefäße, woraus sich die anamnestisch festgestellten, leicht auftretenden Blutungen bei Berührungen und die reichliche Blutung bei der später erfolgten Exstirpation des Tumors erklären.

Das letzte Präparat zeigt ein weiches Fibrom der Karunkel, bestehend aus Epithelmantel, lockeren Bindegewebs-Fibrillen mit Kernen und reichlichen großen Gefäßen, um die sich zahlreiche Rundzellen lagern. Der Epithelmantel weist an einer Seite reichliche, dicht nebeneinander stehende Becherzellen auf, deren Öffnung nach der Oberfläche des Tumors gerichtet ist. Der pathologisch-anatomische Befund eines typischen weichen Fibroms der Caruncula lacrymalis ist in der Literatur noch nicht gegeben worden.

Namenregister.

Druck von Metzger & Wittig in Leipzig.